DEPRESIÓN Y DOLOR

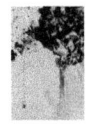

DEPRESIÓN Y DOLOR

Arturo Goicoechea

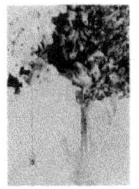

DEPRESIÓN Y DOLOR
© Arturo Goicoechea, 2006
Portada: V. Tellería. Fotografía: Remordimiento, Artus Quellinus. Paleis op de Dam. Amsterdam
© Goicotellatu, 2020

ISBN: 9781656069009

Ninguna parte de esta publicación podrá reproducirse, grabarse o transmitirse en forma alguna, cualquiera que sea el método utilizado, sin autorización expresa por escrito de los titulares del copyright, excepto en el caso de citas breves en artículo críticos y revistas. Para información, diríjase a la fórmula de contacto, en arturo-goicoechea.com

Depresión y dolor

Índice

Introducción I
1 Depresión, dolor y neurología 1
2 Necrosis y apoptosis 7
3 Evitación de daño y respuesta de enfermedad 15
4 Sistema neuroinmune y nocicepción 21
5 Sistema de aversión-recompensa 31
6 Dolor y acinesia 39
7 Dolor y cognición 47
8 Alostasis 55
9 Ejercicio 61
10 Ejercicio y dolor por evaluación de daño 67
11 Evaluación cognitiva 75
12 Perspectivas 81
Bibliografía 105

Introducción

Alrededor de un 20% de la población sufre dolor crónico —musculoesquelético: artrosis, contracturas, "cronificación" de lesiones agudas; fibromialgia, migraña, etc.—, y otros síntomas de compleja catalogación —mareos, vértigo—. Alrededor de un 5% sufre depresión. A pesar de los enormes avances en medicina, estos padecimientos siguen estadísticamente en aumento. Los tratamientos funcionan débilmente, o sólo durante un tiempo. Los pacientes requieren soluciones y respuestas, difíciles de facilitar.

Sin embargo, existen hallazgos suficientes en neurociencia y biología como para crear un nuevo marco teórico sobre dolor, que puede —y debe— ser llevado a la práctica médica, con gran ventaja frente al abordaje tradicional.

Este libro proporciona ese marco teórico, ofreciendo conceptos y herramientas para los profesionales sanitarios, —y para cualquier paciente o persona interesada—. El dolor y la depresión no son procesos en sí mismos, sino percepciones que informan de un estado evaluativo construido históricamente por un sujeto. Si nos limitamos a neutralizarlos y desatendemos los componentes generadores que los mantienen y dinamizan, seguiremos sin mejorar los resultados de las estadísticas.

Estamos inmersos en una cultura donde reina una sobreabundancia de información catastrofista sobre enfermedad, lo que ejerce presión, a su vez, sobre los profesionales sanitarios. Una labor básica es actualizar nuestros modelos de organismo, incorporando al *sistema neuroinmune adquirido* en las explicaciones sobre génesis de dolor y, en menor medida, de depresión. Catalogar la depresión y el dolor crónico como "enfermedades" dignifica el sufrimiento de los pacientes, pero cierra las puertas a la solución. Al referirlas a un problema de aprendizaje, no hacemos sino situarlos en su ámbito correcto y permitimos una posibilidad de modificación, ya que la memoria neuronal admite siempre cambios.

El texto nació en el año 2006 en forma de monografía para una colección dirigida a neurólogos sobre nuevas perspectivas en neurología, y ha sido revisado y adaptado para un público más general, en esta edición de 2020.

Vitoria, 5 de enero 2020

1 Depresión, dolor y neurología

Dolor y depresión son dos estados de sufrimiento que con frecuencia se presentan juntos. Es comprensible que el dolor persistente e incontrolado deprima a quien lo padece, pero no queda bien explicada su aparición en un estado depresivo. Su génesis, sin embargo, no es más que un caso particular del problema general de la construcción del dolor en ausencia de daño tisular.

El dolor es una percepción de alerta vinculada al sistema de defensa que, tal como define la IASP (International Association of Study of Pain), "... nos notifica la existencia de daño tisular actual o potencial o que es vivido como tal daño". Esta definición acepta que el dolor puede aparecer sin que necesariamente exista daño tisular. Basta con que se interprete que puede haberlo.

La depresión es un estado que incluye cogniciones pesimistas que bien podrían potenciar —erróneamente— una interpretación de daño tisular y por lo tanto generar dolor. Estaríamos ante un caso de los que contempla la coletilla final de la definición: "...vivido como tal daño". Sin embargo, no es el individuo el que construye el dolor sino su circuito tálamocortical, integrando la activación de múltiples áreas (matriz neuronal del dolor).

Tendemos a apropiarnos de la autoría de las acciones de nuestro organismo, en particular de las de nuestro sistema nervioso. El individuo no construye sus percepciones. Se limita a recibirlas y modularlas con la voluntad y el autocontrol, si está en su mano hacerlo, lo que ocurre sólo cuando la percepción no se corresponde con una situación objetiva de amenaza de daño. Por ejemplo, la sensación de falta de aire, en presencia de una insuficiencia respiratoria, no es modulable por el individuo, pero la misma sensación, generada por un estado ansioso, sí lo es —al menos teóricamente—.

Puede doler, por lo tanto, porque el cerebro interpreta —erróneamente y por exceso de catastrofismo—, que hay algo dañado. Un cerebro que construye el estado depresivo es básicamente un cerebro que hace una interpretación más que pesimista de la realidad, que anticipa, con razón o sin ella, sucesos infortunados, por lo que no debería sorprender que construya falsas hipótesis de daño al evaluar el estado de integridad física del organismo.

El gran auge y desarrollo de la biología molecular reduce en ocasiones los problemas al estudio del "qué", "cuánto" y "cómo", dejando de lado las reflexiones —necesariamente especulativas— sobre el "por qué" y "para qué". Se investiga "qué" moléculas están alteradas —por exceso o por defecto— en la percepción dolorosa o depresiva. La hipótesis hipoaminérgica, por ejemplo, pretendía explicar todo el complejo proceso de la depresión por un simple descenso de la liberación de noradrenalina y serotonina en la hendidura sináptica. Hoy sabemos que las desviaciones cuantitativas de las monoaminas son la consecuencia y no la causa del proceso.

Todas las percepciones tienen un sentido, una justificación y una finalidad. Están insertas en una función. Depresión y dolor son notificaciones perceptivas que corresponden a una evaluación sobre el organismo y su relación con el entorno, efectuada por el cerebro integrando datos de memoria y predicción con datos actuales de entrada de estímulos. Además de su cualidad perceptiva específica contienen una interpretación y una modulación conductual. La interpretación es la respuesta al "por qué" y la modulación conductual al "para qué".

Este libro se centra especialmente en estos dos apartados: interpretativo-evaluativo y motor-conductual. Tal como ya sugirieron en 1968 Melczack y Cassey, el dolor no sólo contiene una determinada vivencia sensorial, sino que incluye siempre una evaluación cognitiva y una presión conductual cuyo sentido es el de la evitación de daño potencial. Podemos aplicar esta reflexión también a la depresión. No sólo es una vivencia de una determinada cualidad sensorial, sino que incluye una evaluación y una modulación conductual cuya función es la evitación de daño potencial o el despilfarro de recursos en situaciones vividas como incontrolables.

La estrecha interacción evolutiva entre dolor y depresión indica que comparten no sólo mecanismos bioquímicos sino objetivos. Ambos están implicados en la función de evitación de daño. Son acciones perceptivas del organismo cuyo objetivo es preservar su integridad frente a agentes o estados evaluados como potencialmente adversos. Obviamente tanto la depresión mayor como el dolor crónico acaban alterando esa integridad por lo que hay algo aparentemente paradójico: unas acciones defensivas que producen daño al tratar de evitarlo. Sin embargo, tenemos la referencia del sistema inmune: sus acciones derivan de la función de vigilancia-protección, pero en muchos casos ocasionan malestar y daño. La autoinmunidad es una forma de patología bien reconocida. Sorprendentemente los neurólogos no hemos desarrollado su equivalente natural: la "autoneuricidad". En su lugar catalogamos como "psicológico" todo aquello que no podemos explicar por motivos "orgánicos". Estamos muy interesados en la agresión autoinmune a nuestras neuronas, músculos y uniones neuromusculares, pero no consideramos la posibilidad de la disfunción perceptiva, generada por la actividad errónea de nuestras propias neuronas.

Desgajamos el sistema inmune del sistema nervioso, a pesar de que existen argumentos de todo tipo para incluirlos en un único sistema. Sus células comparten mensajeros y receptores y, por lo tanto, información. Los llamados neuropéptidos bien podrían ser denominados inmunopéptidos. El sistema inmune puede ser considerado como un órgano sensorial disperso, móvil, que aporta datos sobre señales moleculares indicadoras de peligro, "el sexto sentido" (Blalock, 2005).

Si englobamos inmunidad y "neuricidad" en un único sistema, podemos plantear hipótesis sobre alteraciones o enfermedades autoneuroinmunes perfectamente válidas. El tema del libro invita a reflexionar sobre ello.

Como veremos, el dolor está íntimamente ligado desde el punto de vista biológico, evolutivo, a la respuesta ante una amenaza de muerte celular violenta —al igual que la inflamación—, y la depresión se acompaña en la mitad de los casos de la activación crónica del eje hipotálamo-pituitario-adrenal (HPA), una respuesta cuyo sentido biológico es el de la contención de la respuesta inflamatoria inmune.

Dolor y depresión son, por lo tanto, dos estados perceptivos de valencia negativa que expresan siempre una evaluación de organismo, modulada por el individuo consciente, referida a estados de amenaza de daño a la integridad u objetivos tanto del organismo como del propio individuo. Y ello ocurre en un entorno complejo que contiene, en nuestra especie, componentes de estrés psicosocial facilitadores en grado sumo del dolor y de la depresión.

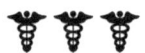

2 Necrosis y apoptosis

Los organismos pluricelulares son asociaciones de organismos unicelulares. Cada célula es un ser vivo que cumple unas tareas específicas por las que recibe sustento y protección. Cuando se acerca el fin de su ciclo vital o cuando las condiciones del entorno no garantizan la supervivencia, expresa su situación con señales que son captadas por el sistema inmune, el cual procede a activar el programa de muerte. La ejecución de este programa garantiza un desmontaje controlado de toda la peligrosa bioquímica celular. La célula fallece cuando y como la genética y el entorno decretan. Esta muerte programada o apoptosis permite remover células en condición precaria que ya no pueden garantizar su propia supervivencia. En el sistema nervioso el proceso se aplica a los excedentes neuronales que no encuentran un lugar en los circuitos operativos (*darwinismo neuronal*).

Las neuronas poco solicitadas son inducidas a morir ordenadamente. Es bueno para ellas, por lo tanto, recibir excitación —glutamato—. Si esta excitación es sostenida, se fortalece su inclusión en el circuito por una larga temporada (*potenciación a largo plazo*). El glutamato liberado de forma persistente en la terminal sináptica activa receptores NMDA y, a través de segundos mensajeros, se inducen cambios en la membrana pre y postsináptica que facilitan la transmisión, y a la vez, se indica al genoma que exprese las proteínas necesarias para estructurar el nuevo estado de conexión. Este mecanismo de facilitación sináptica es el soporte básico de la memoria y el aprendizaje.

La *potenciación a largo plazo* sólo se activa cuando está en juego algo relevante. Lo novedoso siempre es potencialmente interesante, al menos hasta que se averigua su contenido. Un estímulo no codificado enciende siempre la alerta, pero si resulta intrascendente, la reiteración hace que la neurona receptora deje de excitarse —tolerancia—.

Los estímulos que contienen o anuncian peligro ganan relevancia si se repiten. Por ello, no sólo no generan tolerancia, sino que inducen rápidamente una respuesta facilitada de evitación de daño. Cualquier señal que alerte del peligro —acertada o equivocadamente— activa la respuesta de evitación.

Un mínimo de excitabilidad es imprescindible, por lo tanto, para la salud neuronal, para seguir presente en los circuitos operativos. Todas las neuronas compiten por hacerse con el tráfico de señales, ya que si no hay input se induce la apoptosis. El ejercicio y la cooperación interneuronal a través de la potenciación de su conectividad son saludables.

La supervivencia celular está amenazada por gérmenes, energías excesivas —térmica, química, mecánica, eléctrica—, células fuera de control —neoplásicas— o intrusas. Si no se evitan, pueden inducir muerte violenta —necrosis—, con vertido de tóxicos citosólicos que destruyen células vecinas, desencadenando así una peligrosa reacción destructiva en cadena.

El sistema neuroinmune de vigilancia detecta estos estados de muerte celular violenta potencial y activa la respuesta inflamatoria de defensa, cuyo objetivo es minimizar el daño a los tejidos. En esta respuesta defensiva frente a la evaluación de daño celular violento —necrosis— intervienen conjuntamente el sistema nervioso, hormonal e inmune. El tejido dañado, las células inmunes residentes y móviles y las terminales de las fibras sensitivas nociceptivas expresan señales que funcionan como hormonas autocrinas, paracrinas y endocrinas, amplificando la señal de daño y disparando la respuesta sistémica, global, del organismo. Si el foco inflamatorio es pequeño la respuesta defensiva se limita a la zona afecta.

El sistema nervioso, perfectamente informado por la señal tisular, inmune y neural, construye, desde la activación integrada de múltiples áreas, la percepción local de dolor a la vez que inhibe la motilidad automática y voluntaria de la zona afecta. La zona dañada no construye el dolor e informa de que se ha generado, enviando la señal correspondiente a los centros superiores para que se traslade hasta la conciencia. Se limita a emitir señales de daño mientras persiste el proceso de muerte celular violenta.

Todavía se mantiene la terminología errónea de "receptores de dolor" o "vías de transmisión de dolor". No existen receptores que detectan el dolor. Este sólo existe a partir del momento en que lo edita el cerebro desde el circuito tálamocortical, y el receptor es el propio individuo, su conciencia. Hasta ese momento sólo existe información sobre daño —actual o inminente—. El lenguaje también recoge este error, identificando dolor —percepción— con daño —alteración actual o inminente de integridad— (fig. 2-1).

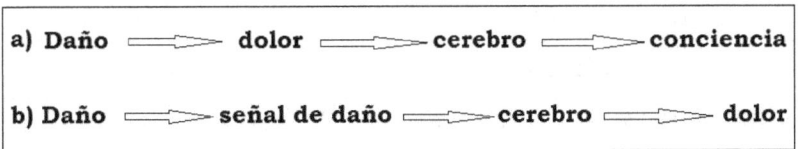

Figura 2-1. Cerebro y dolor. El dolor no se produce en la zona dañada y se conduce hasta el cerebro, donde se amplifica y se hace consciente (a). El agente nocivo (daño) genera señales informativas que viajan hasta el cerebro. Allí se interpretan y se construye la percepción de dolor (b).

En la respuesta inflamatoria se activan tanto mecanismos de lanzamiento como de contención. La modulación se efectúa a través de una compleja red bidireccional de señales enviadas y recibidas por todos los sistemas implicados. La percepción consciente del proceso consiste en dolor, inhibición motora local y evaluación causal y funcional. Los tres componentes limitan la utilización de la zona dañada mientras se repara, impidiendo así la ampliación del daño tisular. Cualquier estímulo activa un dolor vivo —alodinia e hiperalgesia local, fisiológicas— salvo en contextos en los que se precisa utilizar dicha zona por motivos de supervivencia —lucha-huida—, en cuyo caso el sistema de analgesia interna bloquea la transmisión de señal nociceptiva y se restaura la motivación motora y cognitiva necesarias para preservarse luchando o huyendo, olvidándose momentáneamente de la reparación tisular.

A la percepción dolorosa se asocia un sentimiento de contrariedad y una reflexión ruminativa cuyo objetivo es el de no reincidir en el error causante del daño. Un episodio de necrosis produce dolor y "depresión" local.

La apoptosis, al contrario, es silenciosa, perceptiva y cognitivamente. Sólo percibimos las consecuencias de la reducción del número de células, es decir, la restricción funcional. Al no existir señal nociceptiva, el proceso debería ser indoloro, pero si es vivido como un estado de daño es frecuente que el dolor aparezca. Los fenómenos degenerativos osteoarticulares no deberían resultar dolorosos en ausencia de inflamación. La única consecuencia justificable sería la limitación mecánica pero el dolor aparece frecuentemente en pacientes catalogados como artrósicos, dándose por sentado que los cambios degenerativos explican perfectamente las molestias. Desde el punto de vista neurobiológico, el dolor sin muerte celular violenta —actual o inminente— no queda explicado. La sustitución fibrosa de tejido dañado y la calcificación de partes blandas no ocasionan dolor por sí mismas. Numerosos estudios radiológicos confirman que no existe correlación entre "alteraciones" de imagen y dolor.

Tanto el dolor como la contractura se consideran, por lo general, una consecuencia de las alteraciones degenerativas, pero desde el punto de vista biológico esta valoración no es aceptable, como ya hemos comentado. Los cambios degenerativos no generan señal nociceptiva ni reacción inflamatoria y por tanto deberían resultar silenciosos para el individuo.

La aparición de dolor en estas circunstancias implica algo más, indica que el sistema nervioso ha apreciado una posibilidad de daño y que, por ello, ha activado una alerta perceptiva al individuo, así como una inhibición motora central, a veces asociada a una contractura de intensidad variable que protege la zona vigilada.

3 Evitación de daño y respuesta de enfermedad

La especie humana ha evolucionado a lo largo de millones de años en un medio hostil, precario en alimentos y poblado de depredadores macro y microscópicos. Antiguamente, la búsqueda de alimento y pareja exigía una inversión de energía en conductas de exploración costosa y arriesgada, lo que aconsejaba hacer una evaluación cuidadosa de las probabilidades de éxito. En ocasiones, los períodos de escasez, las inclemencias meteorológicas o la presencia de infecciones y lesiones imponían una suspensión temporal de las actividades de aprovisionamiento, una derivación de los recursos hacia la reparación de los tejidos afectados o bien conductas de ahorro de energía —hibernación—. El dolor, la anergia y la desmotivación exploratoria retenían al individuo enfermo, lesionado o hambriento en el refugio y el grupo asumía la función de amparo en el período de convalecencia, promoviendo así el mutualismo.

Tanto el dolor como el desánimo pueden ser percepciones adaptativas, promovidas y seleccionadas evolutivamente para modular nuestra conducta en períodos de adversidad. Ambos implican un estado de desmotivación e inhibición exploratoria. El dolor impide —desmotiva— la utilización de la zona lesionada —necrosada— mientras se repara y la vivencia de desánimo desmotiva globalmente al individuo para asumir riesgos exploratorios condenados al fracaso, en situaciones de hándicap físico o de entorno peligroso o falto de estímulos. Un individuo deprimido y dolorido corresponde en estos casos a un organismo juicioso, sensato, que está promoviendo respuestas de evitación de daño.

Las percepciones de dolor y desánimo son construcciones cerebrales complejas bien estructuradas que forman parte de la llamada *respuesta de enfermedad*, un conjunto programado de cambios conductuales y fisiológicos en los que está implicado el sistema neurohormonal, inmune y nervioso. Emergió evolutivamente como una respuesta integrada del organismo ante cualquier incidencia de daño tisular necrótico relevante. Su activación se produce por señales —*citoquinas*— segregadas en el foco inflamatorio que llegan al sistema nervioso por vía sanguínea y su función es la de promover conductas de preservación.

Las señales inmunes proinflamatorias, además de activar en el foco la respuesta inflamatoria local — induciendo la migración celular y sensibilización de terminales sensitivas—, informan al sistema nervioso del suceso lesional centralizándose desde el cerebro la modulación integrada de la respuesta a través de la activación de *citoquinas* gliales constitutivas, incluyéndose, además de la respuesta neuroendocrina e inmune, la percepción de desánimo e inhibición motora y cognitiva y la facilitación del dolor para limitar aún más los impulsos exploratorios (Watkins L., 2005).

La interleucina 1, interleucina 6 y el factor alfa de necrosis tumoral entran al sistema nervioso central a través de la sangre por lugares exentos de barrera hematoencefálica —*órganos circumventriculares*— o por mecanismos de absorción activa del endotelio.

Los focos inflamatorios viscerales señalizan a su vez —directamente o con intermediación de un paraganglio— a las terminaciones del vago, y este conduce información sensible, topográfica, sobre un suceso de daño tisular. A través de fibras eferentes vagales se descarga una modulación contenedora de la respuesta inflamatoria a través de receptores de acetilcolina de macrófagos (*reflejo inflamatorio vagal*, Tracey, 2002).

La evolución del foco tisular guía con sus señales de citoquinas la modulación central neural y la percepción de malestar va disminuyendo en paralelo a la resolución del daño, recuperándose nuevamente la incitación a la exploración y un umbral alto para el dolor, facilitados por las señales internas del estado de necesidad de reposición de energía. La administración experimental de citoquinas inflamatorias induce esta respuesta, responsable de la sensación de *encontrarse mal o estar enfermo*.

A los programas innatos de activación por citoquinas inflamatorias se añadieron programas de encendido estrictamente neuronales, capacitados para detectar situaciones de adversidad, en los que la promoción de la actividad exploratoria podría resultar inútilmente arriesgada o poco rentable desde el punto de vista de la inversión de recursos energéticos. La *respuesta de enfermedad*, regulada directamente desde el foco inflamatorio —señal de necrosis tisular— pasó a modularse también por evaluación neural central (fig. 3-1).

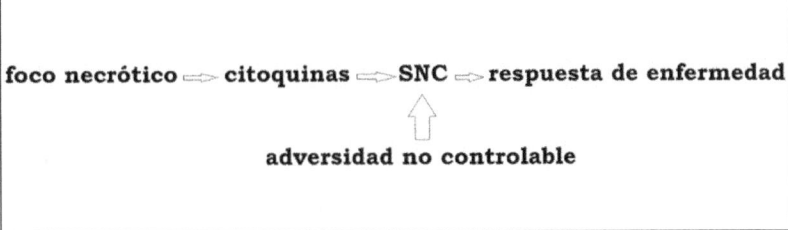

Figura 3-1. Respuesta de enfermedad. Evolutivamente la respuesta se construye con señales de citoquinas procedentes de un foco de necrosis. Más adelante el programa neural se activa también con estados de adversidad sin daño tisular.

La expectativa de daño o fracaso basta para activar alguno de los componentes de la respuesta, cumpliendo el objetivo básico de desmotivar al individuo. Aquellos componentes innecesarios de la respuesta inicial como la fiebre, útil en la defensa frente a microorganismos, se eliminó por no ser adaptativa en los afrontamientos de adversidad sin daño tisular.

Las condiciones del hábitat humano cambiaron radicalmente a raíz de la aparición de la agricultura y la ganadería. La civilización aportó cierta seguridad en la provisión de alimento, refugio ante las inclemencias del tiempo y los depredadores, refuerzo del amparo social frente a las calamidades y un cambio del entorno, tanto macroscópico como microscópico. El aprendizaje se vio así modulado externamente por las nuevas condiciones del medio. La supervivencia mejoró, pero el ámbito de la modulación de la *respuesta de enfermedad* probablemente comenzó a resentirse. La depresión y el dolor ya no aparecen sólo ante situaciones objetivas de infortunio físico o psicosocial, sino que pueden generarse tras una evaluación anómala, catastrofista del organismo. La adversidad objetiva se ve así complementada o sustituida por la adversidad imaginada, anticipada.

Un organismo íntegro puede generar dolor intenso, sostenido e invalidante. Un individuo sano, bien alimentado, protegido y amparado puede sentirse absolutamente indefenso, incapaz y desmotivado. En ambos casos se ha producido una evaluación negativa sobre el resultado de los esfuerzos exploratorios. El dolor, la anergia, el cansancio y la inhibición motora y cognitiva hacen desistir al individuo de nuevos afrontamientos, en un entorno catalogado de forma anómala como hostil o vacío.

4 SISTEMA NEUROINMUNE Y NOCICEPCIÓN

LA NOCICEPCIÓN ES la propiedad de detectar un estado de daño actual o potencial. Cualquier información que nos alerta sobre amenaza de daño forma parte de la función nociceptora. Receptores de células inmunes y de neuronas sensitivas captan estados de daño actual o inminente y activan respuestas reflejas de preservación ya preparadas. Al nacer disponemos de capacidad nociceptiva, no se necesita aprendizaje ni memorización. La especie ha memorizado en el genoma el aprendizaje evolutivo.

Los estímulos que desencadenan la respuesta *innata* de evitación de daño son estrictamente dañinos. Una bacteria detectable por códigos genéticos o un foco de calor siempre dañan, siempre inducen muerte celular violenta. En el ámbito de la respuesta innata no existe incertidumbre de daño.

Más adelante aparece el sistema nociceptivo *adquirido*, un sistema activable ante agentes de nocividad incierta, no catalogada genéticamente. El medio —interno y externo— contiene moléculas acopladas a gérmenes, a objetos externos o, incluso, a células propias, cuya catalogación y capacidad nociva puede ser dudosa. Sin la garantía de la certificación genética, el sistema inmune adquirido puede activar la respuesta inflamatoria de evitación de daño ante agentes inofensivos, no sólo creando incomodidad al individuo sino comprometiendo la integridad tisular con la propia respuesta "protectora".

El componente neuronal nociceptivo adquirido también debe catalogar agentes potencialmente nocivos. Su capacidad receptiva no está orientada a los indicadores moleculares de las membranas de gérmenes, de células neoplásicas, moribundas o intrusas, sino a la detección de variaciones de energía —electromagnética, mecánica, térmica, química— interpretadas como señales que provienen de agentes nocivos en potencia. En la especie humana se añaden además activaciones de la respuesta de protección frente a agentes que la cultura circundante juzga dañinos. Si los centros de evaluación estiman que existe nocividad potencial pueden activar en cualquier momento la percepción alertadora y protectora del dolor. Y así, un elemento cultural de memoria-predicción irrelevante para la salud como un día soleado puede activar la percepción de dolor en la cabeza, alertando de que esa zona debe protegerse del sol.

Carecemos de un término adecuado para definir estos estímulos irrelevantes que han adquirido la facultad de activar innecesariamente una respuesta de alerta perceptiva. El término "desencadenante" es confuso, pues no informa del carácter erróneo del aviso. El equivalente en el sistema inmune sería el de *alérgeno*. El polen, el látex o el níquel —y más aún nuestras propias células— son irrelevantes como agentes dañinos, pero pueden inventariarse equivocadamente como señalizadores de nocividad. El prurito nasal por exposición al polen y el dolor de cabeza por exposición al sol tienen la misma significación. Son percepciones derivadas de errores de catalogación del organismo, que perturban al individuo sin ninguna necesidad.

Los nociceptores clásicos corresponden a la *nocicepción neural innata*, pero deberían también ser considerados como tales nociceptores clásicos los receptores genéticamente programados de los fagocitos. Ambos son receptores que detectan agentes o estados que, con toda certeza, inducen muerte celular no programada. *Deberían englobarse en un único sistema nociceptivo neuroinmune innato, ya que, una vez detectado el estado de daño actual o inminente —por receptores inmunes o neurales— responden integradamente compartiendo información y señalización.* El efector de la respuesta defensiva es el sistema inmune, sus células, pero la modulación se produce a través de señales altamente integradas procedentes de los tejidos dañados, de las terminaciones nerviosas locales, de los inmunocitos allí presentes y de las evaluaciones centrales tanto inmunes como neurales. El resultado es la respuesta inflamatoria con su cuadro clásico de rubor, calor, tumor y dolor. Este último, aunque queda justificado y explicado, *no se produce en la zona lesionada, sino que resulta de un complejo proceso de construcción perceptiva que implica a múltiples zonas del sistema nervioso central, desde el asta posterior a la neocorteza,* las cuales no sólo se ocupan de generar la cualidad (*qualia*) de la percepción, sino que modulan al individuo afectiva y cognitivamente a la vez que inducen una inhibición motora.

Las células del sistema inmune obviamente no intervienen en la construcción de la percepción ni las neuronas fagocitan restos celulares pero la modulación del proceso se produce integradamente por ambos sistemas, desde la periferia hasta los centros de integración de señal. La respuesta es rígida, segura, refleja y no contiene error de activación ni se produce aprendizaje.

Sobre esta organización nociceptiva innata se añade evolutivamente el componente adquirido, que debe aprender a catalogar, a base de experiencia, moléculas o agentes potencialmente dañinos. El margen de error es alto ya que ambos parten de una posición de recelo ante lo novedoso. Por mecanismos de aprendizaje que incluyen recursos de procesamiento de datos, por parte de ambos sistemas celulares —inmune y neural— se va elaborando el registro de moléculas y estados o sucesos nocivos en potencia, quedando en muchos casos etiquetados como peligrosos, agentes por completo inofensivos —alérgenos y sus equivalentes en el sistema nervioso central—. El error abre la puerta a la vía de la disfunción inmune y neurológica por mala catalogación. En inmunología esta disfunción está correctamente tipificada y engloba la alergia, las reacciones de hipersensibilidad y las enfermedades autoinmunes, pero en neurología no disponemos de un concepto similar y en su lugar utilizamos categorías diagnósticas aparentemente bien definidas pero que tienen un origen discutible —migraña, fibromialgia, dolor facial atípico, cefalea tensional— o términos explícitamente confusos como dolor "psicológico", "funcional" o "somatoforme". El sistema inmune induce inflamación innecesaria y el sistema nervioso, dolor asimismo innecesario.

El organismo, además de construirse con el libro de recetas del genoma, debe programarse con complicados procesos de aprendizaje —escritos también en los genes— que intervendrán de forma plástica en la toma de decisiones. El genoma nos garantiza la provisión de material escolar y el instinto de búsqueda de conocimiento, pero no el acierto en el aprendizaje.

El sistema nociceptivo adquirido inmune tiene una plasticidad limitada —una vez etiquetado el alérgeno, la memoria inmune persiste inmodificada a lo largo de gran parte de la vida— pero el componente neuronal adquirido aporta una gran elasticidad en la catalogación de estados de amenaza de daño. Comete errores, pero puede modificarlos. Su memoria no es rígida.

Determinados genotipos contienen mayor probabilidad de elaborar catálogos erróneos de nocividad, pero los genes no establecen qué tipos de errores se van a cometer. Se limitan a crear condiciones de probabilidad en un entorno modificado por la cultura y por tanto no contemplado evolutivamente. Se trata de la llamada "sensibilidad biológica al contexto", una mayor predisposición genética a sufrir variaciones en función del entorno. Esta sensibilidad puede suponer tanto una ventaja como un inconveniente.

El desánimo también puede corresponder a una respuesta fisiológica, genéticamente programada, que cumple la función de inhibir la exploración motora en condiciones de adversidad objetivamente incontrolable. Este componente innato se iría complementando a lo largo de la vida con el correlativo componente adquirido, moldeado en función de la severidad y reiteración de las situaciones de adversidad y de los recursos del sujeto para hacerles frente. Tanto la genética como los estados concretos de estrés, el resultado del afrontamiento y los períodos críticos de desarrollo en los que se presentan, van estructurando el modo de respuesta ante el estrés físico y psicosocial.

El error de activación del sistema nociceptivo neuroinmune adquirido no es reconocido habitualmente por el organismo como tal error, sino todo lo contrario. La acción defensiva inflamatoria o perceptiva se ve reforzada en cada episodio. Es un mecanismo similar al de la adicción. El sistema de aversión-recompensa etiqueta erróneamente una conducta como necesaria y refuerza constantemente la pulsión hacia ella. A lo largo del tiempo se produce una facilitación del encendido del desánimo, de la inflamación o del dolor erróneos. La ausencia de señal de daño tisular no supone un obstáculo, ya que las memorias inmune y neuronal implican una validación previa del antígeno y del desencadenante como agentes dañinos. Basta la exposición para que se reconstruya la respuesta una y otra vez.

En las reacciones alérgicas puede conseguirse una desensibilización de la respuesta aplicando dosis progresivas del alérgeno —vacunas—. En el dolor y el abatimiento erróneos, la mayor plasticidad de los catálogos permite una modulación cognitiva. Y esta modulación puede consolidar el error o eliminarlo. Los médicos somos importantes vectores de dicha modulación y es nuestra responsabilidad interpretar la realidad de los síntomas desde una perspectiva cognitiva cuando el dolor no se asocia a daño tisular, lo mismo que los inmunólogos y alergólogos interpretan la inflamación errónea por una mala catalogación del sistema inmune. No podemos convencer a los linfocitos de que el polen es inofensivo, pero sí a nuestras neuronas de que el sol no afecta a la integridad de la cabeza. Al menos debemos intentarlo.

La información generada por los profesionales en la consulta o en los medios de comunicación es un potente modulador de la percepción. Esta modulación puede ser adaptativa y orientar la alerta de enfermedad en términos razonables, o generar un estado de vigilancia excesivo que facilita la aparición de síntomas, que, posteriormente, serán evaluados de forma confusa. Los profesionales sanitarios modulamos cognitivamente la percepción de enfermedad, voluntaria o involuntariamente. Ello nos debería obligar a tratar la información con las mismas prevenciones que aplicamos, por ejemplo, a la transmisión de gérmenes.

El sistema nociceptivo inmune adquirido comete errores por mimetismo molecular pero el sistema nociceptivo neuronal adquirido lo hace por impregnación cultural errónea o confusa.

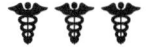

5 SISTEMA DE AVERSIÓN-RECOMPENSA

EL OBJETIVO DE todo ser vivo es el mantenimiento de su integridad, su preservación como individuo y como especie. La subsistencia implica un gasto continuado —basal— de energía al que se añaden gastos extras empleados en la búsqueda de alimento y pareja y en acciones de resistencia frente a condiciones de entorno adversas y de defensa frente a competidores y depredadores.

La acción inversora de reposición energética implica esfuerzo muscular, exploración, incertidumbre, riesgo y, a veces, lucha o huida, con el resultado ocasional de heridas e infecciones. Este esfuerzo que exige el organismo al individuo está regulado por la actividad del llamado sistema de aversión y recompensa, un circuito que modula la conducta del individuo a través de vivencias positivas de motivación o negativas de desistimiento, cuya función es la de promover, bien acciones de exploración —a pesar de su penosidad e incertidumbre— o bien estados de desmotivación e inhibición motora. El encendido de los estados de animación o desánimo depende de una evaluación de los costes y beneficios de la acción, además del estado de necesidad actual, y la experiencia previa es determinante.

Las acciones y entornos codificados como probablemente gratificantes inducen en el circuito meso-límbico-cortical, a través de la dopamina y los opiáceos endógenos —con modulación serotoninérgica y gabaérgica— una vivencia de necesidad exploratoria (*wanting-reward*) asociada a otra placentera (*liking-reward*) ligada al esfuerzo y la recompensa del éxito. Los opiáceos elevan asimismo el umbral del dolor para permitir la acción motora en condiciones de exposición a posible daño tisular.

El organismo promueve y gratifica el esfuerzo motor del individuo para la adquisición de alimento y pareja, siempre que haya atribuido a la acción una cierta probabilidad de éxito. La potenciación conductual por dopamina se produce especialmente en relación con las recompensas sometidas a cierto grado de incertidumbre. Ello expresa la promoción de las conductas exploratorias y de interacción social, buscadoras de novedad, seleccionadas lógicamente para un entorno precario, incierto y competitivo.

En el polo opuesto, si el sujeto atribuye escasa o ninguna probabilidad de éxito a la acción, se induce un estado de inhibición motora, anhedonia, torpor cognitivo, anergia, anorexia y falta de apetito sexual. Probablemente es una estrategia adaptativa que evita despilfarros de energía en acciones destinadas al fracaso (Keller, 2005).

Nuestros antepasados descubrieron que el consumo de algunas plantas atenuaba la percepción de dolor y de cansancio físico y mental, y las consumían habitualmente.

Los vegetales también intentan por todos los medios modular la conducta de sus enemigos naturales, los herbívoros, y seleccionan todo tipo de sustancias de acción negativa que inducen, por ejemplo, torpor mental, alucinaciones, antiagregación plaquetaria, analgesia, efecto antinflamatorio o anorexia.

Al principio el consumo era inocente, como un alimento más, luego se buscó el alivio de percepciones negativas —lo cual las transformó en plantas medicinales— y finalmente pasaron a ser engañosas procuradoras de iluminación mental y bienestar. Así se estableció una posibilidad de modular externamente la percepción a través del consumo de plantas o fármacos, contrariando voluntariamente la intención del organismo —acertada o equivocada— de generar percepciones negativas, y forzando al sistema de recompensa a incitar preferentemente la búsqueda fácil de la neutralización de malestar en lugar de la exploración penosa e incierta para el logro de alimento y pareja.

El estado de ánimo, desde una perspectiva biológica, está íntimamente ligado a la promoción o inhibición de actividades que implican esfuerzo y penosidad a los que se atribuye una probabilidad variable de éxito. Es la resultante de un proceso evaluativo complejo en el que intervienen múltiples factores: genéticos, condiciones de entorno, experiencia previa —especialmente la temprana—, estado de necesidad y discapacidad, actitud exploradora, predicción de futuro y prestación de amparo externo.

La estructura biológica que modula las conductas de exploración o inhibición ha evolucionado en la especie humana hasta hace solo 10.000 años —fecha en la que aparecen la agricultura y ganadería— en un entorno pobre en alimentos, meteorológicamente hostil y peligroso —competidores y depredadores—. Dado el carácter altamente conservador de la evolución, estas estructuras biológicas siguen vigentes y operan, implacables, en las condiciones de la sociedad actual, donde la búsqueda de alimentos y pareja, el resguardo frente a las inclemencias del tiempo, la competición intraespecie, los "depredadores" y las posibilidades de amparo dentro del grupo han cambiado sustancialmente. El hábitat actual ha rebajado considerablemente la penosidad física del entorno. La adquisición de alimento ya no exige esfuerzo físico ni mental por su mayor accesibilidad. El mutualismo del pequeño grupo de 100-150 individuos se ha sustituido por grandes redes de cobertura socio-sanitaria en las que se pierde el control sobre reciprocidad. Cada individuo puede ser colaborador altruista del sistema y/o beneficiario, pero no existe información sobre conducta individual. La convivencia en manadas de tamaño limitado garantizaba el mutualismo real, objetivo.

La supervivencia ha mejorado, pero todo parece indicar que la percepción de bienestar no ha corrido la misma suerte. La garantía de integridad y amparo social respecto a necesidades biológicas básicas induce, paradójicamente, un aumento de las respuestas de abatimiento e inhibición. La reducción de la incertidumbre de supervivencia ha provocado un aumento en la percepción de minusvalía y vulnerabilidad. Un cerebro seleccionado para un entorno complicado hace aguas en el entorno "muelle" actual. Sobreprotege al individuo inhibiendo sus pulsiones hacia la exploración por considerarlo incapacitado o porque atribuye al entorno social una agresividad excesiva.

Sucede algo similar con el sistema inmune. El componente adquirido por exposición a gérmenes y tóxicos del entorno seleccionaba antiguamente a aquellos individuos capaces de evaluar correctamente la presencia de microorganismos y activar las defensas específicas correspondientes. Probablemente se producían muchas bajas por infecciones y sobreinfecciones de heridas. La cultura, a través de la higienización del hábitat y costumbres y de los avances en la ayuda externa frente a la infección, ha reducido considerablemente la mortalidad infecciosa, pero han aumentado las alergias, las reacciones hipersensibles y las enfermedades autoinmunes. Un entorno más higiénico, menos peligroso, ha originado sistemas inmunes más inexpertos, desconfiados o equivocados, empeñados en defendernos de enemigos imaginarios.

Si aplicamos la misma reflexión al componente neural del sistema nociceptivo y a su expresión estrella, el dolor, nos encontramos con una reducción sustancial de la exposición a acciones potencialmente generadoras de daño tisular, por decirlo resumidamente, al pasar de la sabana africana a las ciudades. Sin embargo, las cifras de dolor no explicado por daño tisular activo siguen aumentando.

El organismo actual es más catastrofista. Avista gérmenes donde sólo hay polen y activa una reacción meníngea migrañosa ante cualquier contrariedad. Codifica entornos irrelevantes como potencialmente agresivos o evalúa la propia capacidad a la baja, interfiriendo en los deseos del individuo de moverse en la dirección que marcan sus objetivos. Puede que el aprendizaje nociceptivo —inmune y neural— y el cableado del circuito de recompensa meso-límbico-cortical, efectuados en un entorno que ya no exige los esfuerzos para los que fue seleccionado, facilite en determinados individuos, por carga genética, por escasa exposición a estresores superables o, al contrario, por exposición continuada a especiales condiciones de adversidad, una mayor vulnerabilidad hacia varios tipos de disfunciones: conductuales, afectivas, perceptivas o inmunes.

La exposición a situaciones de estrés en períodos críticos facilita la aparición de un estado depresivo en el futuro, pero la relación con situaciones de estrés superable probablemente fortalece los circuitos frente a contextos de estrés futuros más exigentes. El aprendizaje exige esfuerzo, asunción de riesgo, actitud exploradora, cierto estoicismo. La percepción de bienestar parece exigir una cuota de motivación hacia el esfuerzo. Es probable que la cultura actual haya desvalorizado la necesidad de aplicar esfuerzo y riesgo al aprendizaje, tanto del organismo —sistema nociceptivo neuroinmune— como del propio individuo, ya que ha facilitado el acceso a los bienes biológicos primarios y ha desarrollado todo tipo de moduladores externos de la percepción de malestar —drogas, fármacos, juego, restaurantes—. La dopamina, seleccionada para premiar el éxito en conductas exploratorias de resultado incierto acaba induciendo en muchos casos ludopatía, consumos compulsivos de dulces, alcohol, tabaco, analgésicos o drogas mayores.

Un sistema seleccionado para promocionar conductas de esfuerzo y exploración premiadas de forma incierta con el éxito, se ha adaptado a las condiciones actuales de disponibilidad de alimento y cobijo, favoreciendo la aparición de disfunciones de la percepción del dolor y del abatimiento, a pesar de la mejora de las condiciones objetivas del entorno. Del mismo modo, la disponibilidad de fármacos moduladores de la percepción hace que el sistema de recompensa fuerce la conducta de adicción a las "terapias".

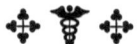

6 Dolor y acinesia

Los psicólogos consideran que la percepción es una acción anticipada. En cada percepción está implícita una acción motora preparada y sugerida. La cualidad perceptiva nos presiona hacia una conducta determinada —positiva o negativa—. Nos hemos habituado a pensar en vías y centros nerviosos específicamente destinados a la sensibilidad o a la motricidad y tendemos por ello a considerar las acciones motoras como un resultado de la evaluación de un estímulo sensitivo que las precede. Sin embargo, los programas motores y sensitivos están imbricados de tal manera que resulta difícil independizarlos, anatómica y funcionalmente (fig.6-1).

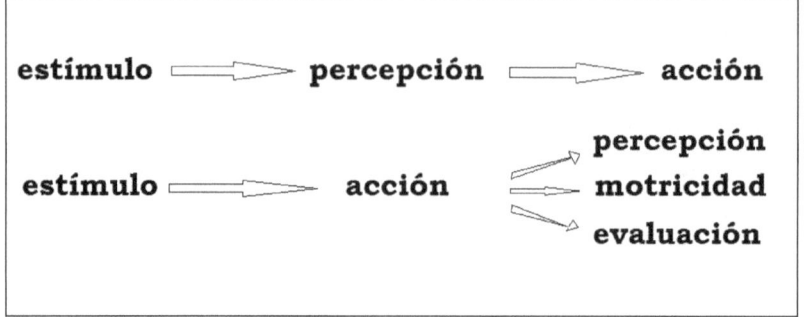

Figura 6-1. Percepción-acción. Intuitivamente interpretamos que la acción es una consecuencia de una percepción previa (a); sin embargo tanto la percepción como la acción (o inhibición) motora forman parte de la respuesta, tras procesarse y evaluarse un conjunto de estímulos o hipótesis.

El prurito lleva consigo la incitación al rascado o la captura del parásito con una pinza de precisión o un palmetazo, la sed, la búsqueda de una fuente y el mareo, la evitación del movimiento.

El dolor contiene también un propósito motor de características variables. Una espina o astilla clavadas en la piel, por ejemplo, inducen una acción motora practicada con una pinza de precisión, un objeto quemante, induce un brusco movimiento de alejamiento y el desasosiego doloroso de las "piernas inquietas", la ineludible necesidad de caminar.

El movimiento a su vez necesita, para ser autorizado, programado y ejecutado, una garantía de integridad de las partes físicas implicadas o afectadas en su ejecución. El objetivo primordial del organismo es su preservación y cualquier acción motora puede poner en peligro la integridad de una zona dañada —o vivida como tal—. Cuando la acción ocasiona daño tisular los planes motores del individuo incorporan una inhibición motriz local o global, en función de la causa, de la localización y extensión del daño, así como del contexto. Toda la planificación tónica y fásica motriz se debe condicionar a la protección de una zona dañada, frágil, en reparación.

En condiciones normales, las acciones voluntarias no producen percepción de penosidad si se producen dentro de los límites de capacidad de esfuerzo del individuo. La motricidad es silenciosa desde el punto de vista perceptivo. El cerebro sensitivo conoce de antemano los efectos periféricos producidos por las acciones voluntarias y asociadas automáticas, gracias a la llamada *copia eferente* o *descarga corolario*, un informe sensitivo anticipado del input que generará la acción motora decidida —autorizada—. Ello permite diferenciar lo propio de lo ajeno en cuanto a motricidad. Así, al mover los ojos, podemos saber si somos nosotros los que nos movemos o es el entorno (Fig. 6-2). Los programas sensitivos y motores están construidos simultáneamente a lo largo del desarrollo. Todos los planes motores archivados contienen un registro de los estímulos que generan. Cada vez que se activa una orden motora, el registro correspondiente de estímulos que van a ser generados manda una copia a las zonas cerebrales que deban procesarlos una vez producidos. Los estímulos previstos en la copia eferente están *habituados*, ya que no inducen daño —están, por tanto, también autorizados—. Al producirse la acción todos los elementos de penosidad quedan así eliminados o atenuados, permitiendo así una mejor apreciación de los parámetros de los agentes externos.

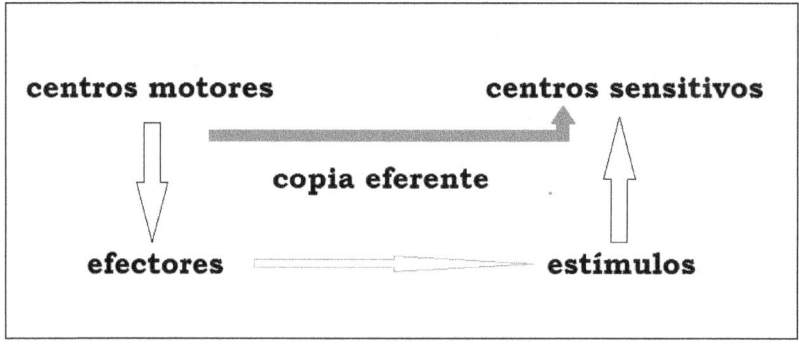

Figura 6-2. Copia eferente. Todos los centros que generan órdenes motoras envían una copia con información sobre las consecuencias sensitivas de las acciones. Ello permite diferenciar los movimientos generados por propia orden de aquellos producidos por agentes externos.

La incitación a una acción motora previamente autorizada incluye por tanto, no sólo un baño opiáceo, sino también un silenciador, un filtro atencional (Frith C, 2004). Es por lo que los grillos no perciben su propio canto y por lo que uno mismo no puede hacerse cosquillas.

Cuando existe una zona con daño activo —en reparación—, la nocicepción está acentuada y el movimiento que afecta a la zona induce dolor facilitado. Tanto el baño opiáceo como el silenciador están inhibidos. El cerebro desautoriza el empleo de la zona hasta que sea reparada. Lógicamente, los estímulos generados por la acción ya no están tolerados sino sensibilizados. La copia eferente en este caso puede incluso servir como guía para facilitar el dolor al decidir efectuar una acción.

La desmotivación e inhibición motora propias de la depresión inducen también un estado de facilitación nociceptiva, como parte de la *respuesta de enfermedad* o por cogniciones de expectativa de daño físico. Los segmentos a desplazar pesan más o incluso duelen. La modulación nociceptiva y motora se produce tanto si se ha producido un daño tisular como si el daño es sólo imaginado por el organismo. En pacientes con dolor regional complejo, por ejemplo, basta con imaginar el movimiento presentado en una pantalla de ordenador para producir edema y dolor.

La matriz neuronal de la percepción dolorosa, es decir, las zonas activadas para su construcción, incluye no sólo componentes sensitivos, emocionales y cognitivos, sino también motores. Los ganglios basales y el cerebelo se activan en el dolor para ajustar el movimiento a la preservación de una zona en reparación. El dolor se asocia así a una acinesia fisiológica y la acinesia se asocia frecuentemente a facilitación nociceptiva, tal como sucede en los enfermos de Parkinson y, de una manera especial, en la depresión.

EL MOVIMIENTO PROMOVIDO Y AUTORIZADO POR EL CEREBRO ES PERCEPTIVAMENTE SILENCIOSO, MIENTRAS QUE LAS ACCIONES INHIBIDAS Y VIGILADAS TIENDEN A SER RUIDOSAS —DOLOR Y CANSANCIO—.

La facilitación central del dolor y la inhibición motora son especialmente determinantes en el dolor crónico atribuido al aparato locomotor. Ambos síntomas se construyen en el cerebro y se proyectan sobre la zona correspondiente e indican que el movimiento no está autorizado. El músculo, su metabolismo, la provisión de energía, todo es normal. No hay inflamación. Nada impide que se pueda producir el movimiento. Sin embargo, el cerebro lo inhibe y penaliza. La única explicación posible es que la evaluación central de la acción motora anticipa daño tisular potencial si se lleva a cabo.

La fibromialgia o la lumbalgia no asociada a inflamación pueden ser catalogados, por lo tanto, como estados de desautorización cerebral del movimiento. El cerebro protege de forma anticipada una zona, modulando la percepción de dolor y retirando el filtro atencional de habituación a las acciones programadas, de forma que los estímulos generados al desplazar las extremidades, la sensación de peso, distensión, compresión etc. son vividos en sus parámetros reales —sin habituación—, generándose tanto dolor como cansancio.

El dolor, por lo tanto, está siempre asociado a una modificación motora, generalmente en el sentido de la inhibición. El cansancio no es un indicador de falta de recursos energéticos —"vitaminas"— o de una sobrecarga de trabajo físico, sino una desautorización central a la utilización del aparato locomotor, al que se juzga amenazado de daño. En el fondo, puede entenderse como una evaluación depresiva del organismo.

7 Dolor y cognición

Toda acción programada por el individuo, pero evaluada por el organismo como potencialmente dañina, sensibiliza los nociceptores y facilita el tráfico de señal de daño en la zona sometida a vigilancia. La respuesta anticipada al daño potencial corresponde a la *inflamación neurógena*. Este concepto se aplica habitualmente a la activación de terminales sensitivos inducida por daño tisular, pero en este caso utilizamos el término para referirnos a la inducción de un estado sensible de nocicepción, por facilitación central descendente, cognitiva. Si la zona vigilada es la piel se activa la pruricepción, si la alerta es digestiva se modifica la motilidad intestinal. Lógicamente, la inflamación neurógena incluye una modulación a la baja de los mecanismos antinociceptivos endógenos. La facilitación central cognitiva de la nocicepción implica una toma de decisión apoyada en memorias previas de evaluación de daño potencial.

Al igual que el sistema inmune con los antígenos o alérgenos, los registros de evaluación efectuados durante el período de aprendizaje generan la respuesta perceptiva dolorosa ante desencadenantes de todo tipo, previamente catalogados como indicadores de amenaza de daño. Todos los elementos centrales que intervienen en la modulación perceptiva, emocional, conductual y cognitiva del dolor pueden ser considerados colectivamente como cognición.

Cuando el dolor es el resultado de un episodio de necrosis celular, la cognición se nutre de la información proveniente del foco de daño tisular. El input nociceptivo —neural e inmune— regula la respuesta defensiva. Los centros medulares, troncoencefálicos, límbicos y tálamo-corticales, así como los órganos linfoides, a través de señales bidireccionales integradas, organizan la respuesta adaptativa conductual local o global. El input nociceptivo es el eje rector de la respuesta de daño. En condiciones de modulación central fisiológica, la respuesta cesa cuando se apaga el foco inflamatorio.

En los estados de dolor no asociado a daño tisular, la percepción dolorosa se alimenta exclusivamente de elementos de memoria y predicción. El organismo "imagina" un daño hipotético, sensibiliza nociceptores, abre las puertas de tráfico de señal y reconstruye de forma recursiva registros previamente facilitados —memorizados—. La *potenciación a largo plazo* ha creado las condiciones de facilitación necesarias para la reconstrucción de la percepción dolorosa ante cualquier estímulo condicionado —mnemotecnias— (fig. 7-1).

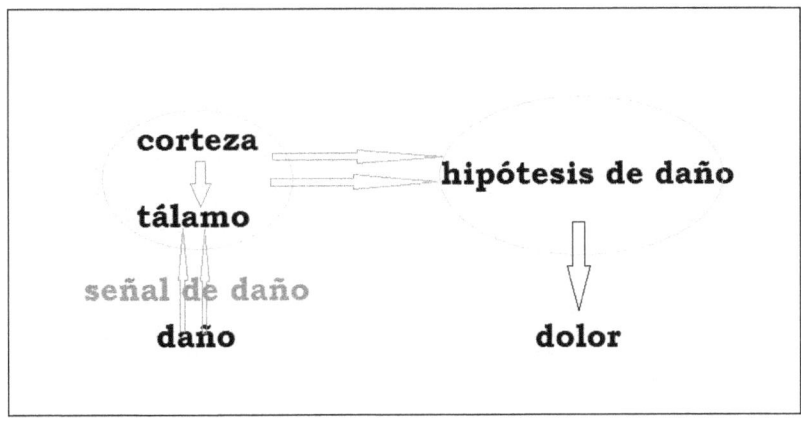

Figura 7-1. Daño imaginado. El circuito córticotalámico construye continuamente hipótesis sobre amenaza de daño. Si la hipótesis alcanza suficiente credibilidad se construye la percepción de dolor.

El circuito tálamocortical es el que centraliza todo el complejo proceso. Mantiene una evaluación continua sobre estados de amenaza de daño. Abre o cierra la entrada de input periférico. Dirige la atención. Coordina los planos emocionales, motores, cognitivos y sensoriales. Interconecta los distintos módulos corticales. Con todos los datos aportados por los distintos componentes neuronales deriva hacia el individuo la percepción consciente de dolor, proyectada sobre una zona determinada. Esta percepción es un expediente actualizado que evalúa una hipotética situación de daño en una zona del organismo.

La percepción del estado de vigilia es una construcción —interpretación— tálamocortical guiada por input periférico. En el dolor sin daño no existe señal nociceptiva que guíe la percepción. Si llega algo de —falsa— señal ello es debido a un estado hipersensible, vigilante, de la nocicepción, que produce una descarga espontánea de nociceptores sensibilizados por facilitación central. La alodinia e hiperalgesia no son exclusivas de la sensibilización central secundaria a señal ectópica neuropática, sino que pueden producirse también por facilitación descendente cognitiva.

Al valorar los estados de sensibilización central, especialmente en el dolor neuropático, se tiende a recalcar en exclusiva el mecanismo de sensibilización de asta posterior inducido a través de estimulación repetida de receptores NMDA de glutamato, por llegada de señal nociceptiva aberrante, ectópica. Sin negar su importancia, que con toda seguridad la tiene, se pasa por alto la sensibilización descendente, no sólo desde la sustancia gris periacueductal y área bulbar rostral ventromedial, sino desde áreas prefrontales, córtex cingulado anterior, ínsula, diencéfalo o amigdala. Junto a las vías descendentes antinociceptivas de opiáceos endógenos, serotonina y noradrenalina, existe también un sistema facilitador de la nocicepción. La persistencia de señal nociceptiva aberrante en el dolor neuropático induce sensibilización central —a todos los niveles—, pero también la facilitación central acaba induciendo falsa señal nociceptiva.

El estado de facilitación central implica en potencia tanto a activadores neuronales como inmunes. Se establece así un círculo vicioso cuyo centro generador es una cognición errónea que sigue validando la existencia de un foco de daño. Esta cognición errónea no debe entenderse en términos "psicológicos" sino estrictamente neuroinmunológicos.

La memoria, la atención, la motivación, la evaluación cognitiva y la imaginación son funciones básicas neurológicas. Forman parte de la construcción perceptiva y son desarrolladas por el organismo. El individuo, es decir, la conciencia, modula en parte todos estos elementos, pero siempre lo hace de forma integrada con los componentes neuroinmunológicos inconscientes, no accesibles a la voluntad. El dolor no es simplemente la consecuencia de un input nociceptivo fisiológico o aberrante retocado por factores psicológicos del individuo, sino que corresponde siempre a una construcción compleja centralizada en el circuito tálamocortical y efectuada con aportaciones de prácticamente todos los niveles del sistema de neuroinmunovigilancia. A la función integrada de todos estos componentes le llamamos cognición. Es todo aquello que el organismo intermedia entre un estímulo y la respuesta. Muchas veces el estímulo se genera desde el propio circuito tálamocortical y corresponde a una hipótesis de daño.

Cuando dolor crónico y depresión evolucionan juntos deben analizarse los elementos que los facilitan de forma aislada. A menudo se atribuye al término *dolor y depresión* una categoría diagnóstica *per se* y se pasa directamente a su corrección farmacológica con analgésicos y antidepresivos, pero realmente ambos procesos son estados perceptivos complejos cuya génesis incluye múltiples factores que deben ser analizados. Además de utilizar los fármacos que se consideren convenientes, es fundamental analizar las cogniciones, las evaluaciones que efectúa el paciente sobre el origen de su dolor y desánimo y tratar de corregirlas, si son erróneas y maladaptativas.

En general, el paciente con dolor tiende a pensar que existe daño físico, y no recibe de buen grado las sugerencias del profesional de que el dolor tiene un origen "psicológico". Este término, por lo tanto, debe evitarse.

Al hacer la historia clínica debe recogerse la opinión del paciente sobre el origen del dolor, su propia evaluación, aunque, en general, se muestran remisos a confesarla ya que piensan que al hacerlo vamos a interpretar que el dolor proviene de sus temores, una vez revelados. Es frecuente también que los pacientes no hayan efectuado realmente ninguna evaluación sobre el origen y, "simplemente", esperan que les quitemos el dolor. Esta actitud encierra una cognición peligrosa: que el dolor sólo es una percepción molesta, deprimente e invalidante, sin ningún significado especial, y que la única actitud razonable por parte del médico sería la de prescribir el tratamiento acertado.

8 ALOSTASIS

EL COMPLEJO PROBLEMA de la interacción entre organismo e individuo ha encontrado siempre la inestimable ayuda de una palabra mágica: *estrés*. Es el gran intermediario entre la adversidad psicosocial de todo tipo y la aparición de síntomas y/o enfermedades.

En los últimos años se ha sugerido sustituir el término estrés, ambigüo y manoseado por la cultura popular y los medios de comunicación, por el de *alostasis* (Sterling y Eyer, 1988). Emparentado con un ilustre antecesor en biología, la *homeostasis* (Hans Selye) —propiedad de los seres vivos de mantener constantes las condiciones del medio interno—, la *alostasis* apuntaría a la capacidad del organismo de introducir cambios en sus parámetros fisiológicos para lograr estabilidad e integridad. El día a día está poblado de situaciones de baja y alta adversidad que exigen una respuesta adaptada, es decir, cambios para garantizar la estabilidad. En esta respuesta se integran nuestros tres ejes reguladores de la interacción organismo-entorno: sistema neuroendocrino, inmune y nervioso. Su trabajo alostático se materializa a través de la mediación de hormonas como la adrenalina, glucocorticoides, mensajeros inmunes (citoquinas) y neuroinmunotransmisores-neuroinmunomoduladores. Actúan sobre receptores tisulares y tratan de conseguir una respuesta eficaz ante cada uno de los requerimientos del entorno.

La modulación de la respuesta alostática es fundamental. Idealmente, sólo se debe encender cuando haya una situación que lo justifique, permanecer el mínimo tiempo necesario y apagarse tan pronto como haya cesado la condición que la ha generado.

La respuesta alostática en sí no es ni saludable ni insana. Es un dispositivo biológico de afrontamiento. Cuando se activa se crean condiciones de aprovisionamiento de energía al músculo (taquicardia, hipertensión, hiperglucemia), de prevención de infección (activación de la respuesta inmune natural celular o humoral), de alerta atencional, de motivación, de evaluación cognitiva y emocional, de ideación premotora, de memorización y aprendizaje, a la vez que se bloquean componentes como alimentación y procreación, que pueden esperar. Si el encendido alostático y su ejecución estaban indicados y el resultado ha sido exitoso, queda todo grabado y sensibilizado para otra ocasión.

El individuo es más sano porque ha desarrollado una acción alostática inteligente. El hipocampo ha grabado lugares, sujetos, objetos y acciones puntuales, es decir, episodios y, en la fase de sueño noREM trasvasará su acopio de conocimiento episódico al sistema de memoria semántica consolidada. La dopamina potenciará un modo de conducta exploratoria que ha culminado con éxito. El cerebro, en definitiva, ha hecho ejercicio motor y cognitivo.

Los encendidos innecesarios, persistentes y poco exitosos van creando un modo estable, circular, disfuncional, de preparación alostática continua frente a supuestos estados de adversidad. El delicado trabajo de regulación integrada de los tres sistemas, seleccionado para afrontamientos reales en entornos de riesgo e incertidumbre, acaba siendo sustituido por un encendido permanente, improductivo, emocional y cognitivamente confuso, en un entorno sin leones hambrientos y bien provisto de supermercados, aunque rico en situaciones vividas como de estrés psicosocial. Los receptores tisulares se desensibilizan y el organismo queda bañado en un caldo de mediadores alostáticos (*"estado alostático"*) que acaba induciendo daño tisular.

La *alostasis* es por tanto una inversión de recursos hormonales, inmunes y neurales que, como todas las inversiones, debe ser rentable y para ello debe ser inteligente. En otro caso, se genera deuda o *"carga alostática"* (McEwen, 1998).

Los mediadores de la respuesta alostática son múltiples, pero nos interesa centrarnos en uno de ellos, ya que está implicado en el camino hacia el daño tisular cerebral. Nos referimos a los glucocorticoides.

En la respuesta a las situaciones de adversidad, los glucocorticoides, segregados como efecto final de activación del eje hipotálamo-pituitario-adrenal (HPA), crean condiciones de sensibilización de estructuras límbicas y frontales que permiten generar aprendizaje. La amígdala y el hipocampo graban memorias de lugares y sucesos cargados emocionalmente y preparan respuestas condicionadas para el futuro. El trabajo de memorización y potenciación duradera (*potenciación a largo plazo*) de respuestas de afrontamiento se materializa a través de la mediación de receptores NMDA a glutamato e inducción de señal CREB al genoma para que se proceda a la síntesis de factores tróficos —neurotrofinas— necesarios para el tendido del nuevo cableado de circuitos entre las dendritas del complejo hipocampal, así como la provisión de nuevas neuronas desde la capa subgranular del giro dentado. Los glucocorticoides, además de la mediación de otros moduladores como serotonina y estrógenos, animan o permiten el proceso. El glutamato es el neurotransmisor básico.

La glía a su vez debe velar por el mantenimiento de las condiciones de seguridad del entorno neuronal, ya que se está jugando con fuego. La excitabilidad sináptica en un momento "caliente", relevante, dispone de una banda variable de actividad fisiológica. Los excesos de encendido pueden convertir la excitabilidad en excitotoxicidad y los mismos mediadores que hacen posible la sensibilización para el aprendizaje, los glucocorticoides, y su animación de receptores NMDA, inician una ruta, a veces sin retorno, hacia la muerte neuronal por inducción apoptótica, con el resultado final de disminución de volumen de hipocampo (Sheline Y., 2003).

El afrontamiento de situaciones adversas debe encontrar siempre una salida y esta salida debe producirse pronto. O se gana o se pierde. En estos casos, la respuesta alostática es siempre adaptativa ya que el individuo aprende del error o del acierto potenciando para el futuro conductas aversivas o de acercamiento probablemente rentables. Se va construyendo así un esquema de autoestima que permite seleccionar las acciones necesarias para *controlar* las situaciones adversas. El individuo aprende a *defenderse*.

Los problemas surgen cuando la adversidad se presenta de forma no predecible, no interpretable ni controlable. La inversión alostática se convierte en un despilfarro de recursos que no acaban de encontrar una diana o ésta es inalcanzable. La secreción continuada de glucocorticoides acaba desensibilizando los receptores y éstos dejan de señalizar al hipotálamo para indicar que retire la orden (CRF) a la hipófisis. El cortisol basal se coloca en un nivel alto y no responde a las oscilaciones fisiológicas circadianas que hacen descender su nivel cuando se acerca la noche.

El organismo se resiente de la impregnación tónica de cortisol y, con el tiempo, el hipocampo, la amígdala y el córtex prefrontal pierden volumen, aumenta la grasa abdominal, el hueso se desmineraliza, aumenta la resistencia a la insulina, aumenta la reactividad plaquetar, se altera el modo de respuestas inmunes y lo que era en inicio una preparación para la acción adaptada a los requerimientos del entorno acaba metiendo al organismo en un callejón con difícil salida.

9 Ejercicio

EL ORGANISMO HUMANO promueve la exploración motora, el esfuerzo. Nunca se insistirá bastante. Las condiciones del entorno en el que evolucionó nuestra especie obligaban a una conducta exploratoria exigente en busca de alimento. La recolección de miel, fruta, o la caza, exigían una actividad continuada a la vez que un conocimiento preciso de lugares, momentos, incidencias de peligro o competidores de otros grupos. La motilidad estaba por ello íntimamente ligada a la cognición y, especialmente a la memorización, tanto episódica —hipocampo— como procedimental.

La búsqueda de alimento obligaba a hacer ejercicio, a manipular instrumentos, a crear nuevas formas de aprovisionamiento, a explorar, memorizar, pensar, colaborar con otros miembros del grupo —dar para recibir—

, y a protegerse de los depredadores y las inclemencias meteorológicas. El sistema de recompensa mantenía el grado de motivación necesario para mantener el esfuerzo siempre que se previera probabilidad de éxito, mientras que el tono opiáceo gratificaba la actividad a la vez que procuraba un estado de analgesia necesario para concentrar la atención en la ejecución de las tareas. Si las condiciones del entorno no garantizaban el éxito, bien por existencia de daño tisular —enfermedad, heridas relevantes— o por precariedad y/o peligrosidad excesiva externa, se activaba el modo depresivo adaptativo de inhibición motora y facilitación nociceptiva definido como *respuesta de enfermedad*. Al final de una jornada exploratoria, el sueño permitía grabar los episodios novedosos del día y consolidarlos en el sistema de memoria a largo plazo.

Alimentarse era, por lo tanto, una actividad completa que obligaba al organismo a ejercitar algo más que los músculos. Un día de caza y recolección implicaba la utilización de más recursos cognitivos de todo tipo que cualquier ajetreado día en nuestra sociedad moderna.

La investigación en roedores ha demostrado que el ejercicio libre y el enriquecimiento de los estímulos dentro de la jaula, promueven la neurogénesis del hipocampo (Ernst 2005). Según esto, los cazadores-recolectores mantenían su hipocampo en buena forma.

En la depresión se ha descrito una reducción del volumen del hipocampo, relacionada directamente con la duración del proceso. En su génesis se barajan hipótesis diversas. El proceso puede depender de una inducción apoptótica excesiva —excitotóxica o por falta de estímulo— o por una inhibición de la neurogénesis. Los inhibidores de la recaptación de serotonina y el electroshock lo previenen. Los estados de hipercortisolismo —Cushing— inducen asimismo la reducción del volumen hipocampal, recuperándose al normalizarse los niveles.

Los modelos experimentales de estudio de la depresión incluyen necesariamente una exposición a condiciones de estrés no controlable. Los animales se instalan en un modo depresivo de inhibición motora y renuncian a la obtención de estímulos hedónicos. Los efectos de la exposición al estrés pueden deberse teóricamente al impacto sostenido de un eje HPA sobreactivado o bien al encendido persistente de la *respuesta de enfermedad*. El hipercortisolismo se produce solamente en la mitad de los casos de depresión mayor. Puede que además del efecto excitotóxico del exceso esteroideo, la inhibición motora y cognitiva, por sí misma, produzca una suspensión de la neurogénesis hipocampal al igual que sucede en los roedores que no disponen en la jaula de artilugios para moverse o estímulos para ocuparse.

Previsiblemente no existe una única vía bioquímica hacia la pérdida de volumen del hipocampo y del lóbulo frontal en la depresión. En cada individuo el modo de afrontamiento varía y no siempre se genera una situación de eje HPA crónicamente activado.

El freno de la motivación hacia el ejercicio puede provenir asimismo de evaluaciones diversas. En unos casos puede primar la evaluación sobre la hostilidad y agresividad del entorno y en otras es la apreciación sobre la integridad física del aparato locomotor la que determina un estado de desautorización al movimiento, aunque el individuo siga manteniendo un alto grado de interés en moverse e interactuar socialmente.

El hipocampo es una estructura plástica especialmente dotada para el aprendizaje y la memoria. En una especie nómada y exploradora como la nuestra, se precisa de una estructura que memorice puntualmente los sucesos de interés que acontecen en entornos nuevos. La probabilidad de exposición a situaciones comprometidas es alta, tanto por los peligros como por las carencias del territorio explorado. Por ello es conveniente un sistema que permita el registro facilitado de memoria episódica y su trasvase a los sistemas de memoria centrales, y que apague el circuito cuando las probabilidades de éxito son escasas o existe una situación de hándicap físico —

enfermedad o lesión—. Los circuitos dendríticos hipocampales tienen por ello un alto índice de restructuración y funcionan como fusibles protectores al desconectarse de un exceso de activación o de un encendido despilfarrador (MacEwen, 2005).

La actividad de neurogénesis está sometida por tanto a las condiciones del entorno, al estado físico del individuo, a la motivación hacia la exploración, a la promoción del sistema de recompensa o al mantenimiento de condiciones de adversidad con eje HPA crónicamente activado porque persiste el intento del individuo de afrontar las dificultades a pesar de que no se autoatribuye ninguna posibilidad de éxito.

10 Ejercicio y dolor por evaluación de daño

La inhibición motora no solamente proviene de una evaluación de condiciones adversas del entorno. En la sociedad actual, con estructuras que garantizan el aporte de alimentos y resguardo, la desmotivación hacia el movimiento ya no se explica sólo por condiciones objetivas de adversidad, sino también por la interpretación que realiza el organismo sobre las consecuencias previsibles de la acción motora sobre su propia integridad.

En ocasiones la inhibición motora del estado depresivo es indolora. Se expresa únicamente por acinesia, falta de deseo de exploración, asociada a la incapacidad de establecer metas, propósitos u objetivos. El individuo no consigue crear planes, no encuentra relevancias. En otros casos la inhibición motora se acompaña de dolor asociado al movimiento, pero conservándose la motivación y deseo exploratorio. En estos casos el paciente deduce que padece una alteración física ya que es consciente de que desea moverse y realizar actividades. El dolor aparece de forma no predecible, sin relación con la actividad física. Es frecuente la asociación de cansancio.

Este patrón de dolor y fatiga es el que define el síndrome denominado por algunos como "fibromialgia". Actualmente se propone por los impulsores de la entidad diagnóstica considerarlo como un "síndrome de hipersensibilidad central" reconociendo que en la génesis del dolor interviene el sistema nervioso central, que amplificaría una supuesta señal periférica inicial, "reumática". Las exploraciones complementarias son normales y con cierta frecuencia se achaca el dolor a causas "psicológicas". No es infrecuente que coexista con un estado de desánimo cuya secuencia con respecto al dolor se discute —para algunos sería anterior y para otros, reactivo—. La referencia a un origen psicológico despierta recelo y desconfianza e impide que exista un mínimo de empatía entre el paciente y el médico. Sin embargo, la defensa de un origen estrictamente físico induce al paciente —en ausencia de hallazgos objetivos— a considerar el padecimiento como una enfermedad misteriosa, de origen desconocido, abriéndole la puerta a todo tipo de especulaciones que influyen negativamente en el desarrollo del padecimiento.

Partiendo de la analogía entre sistema nervioso y sistema inmune, la aparición de dolor no justificado es semejante a la inflamación alérgica no justificada. Esta interpretación no acaba de ser aceptada por los pacientes ya que para ellos es algo relacionado directamente con el movimiento y por tanto la alteración debe residir en los ejecutores de la acción motora, es decir, músculos, articulaciones, huesos, etcétera. La idea básica, ya expuesta, de que la percepción es una acción del sistema nervioso y no necesariamente una consecuencia directa de la producción de estímulos dolorosos desde una zona dañada, no tiene reflejo en la cultura popular y en los medios de comunicación, y tampoco entre los profesionales. El ejemplo del sistema inmune ayuda a algunos a entender que el dolor puede provenir de una decisión inadecuada del sistema nervioso, pero en general existe resistencia a aceptar que esa sea la única causa. Independientemente de que las exploraciones complementarias sean normales, los términos de "contractura", "sobrecarga" o estrés laboral sirven para consolidar una hipótesis de alteración física. Si existen antecedentes traumáticos o degenerativos agudos —"esguince cervical", hernias discales— se refuerza la idea de vulnerabilidad.

Los impulsores del término "fibromialgia" favorecen este tipo de interpretaciones. Los centros neuronales de evaluación del paciente acogen el dictamen profesional y consolidan una interpretación de organismo frágil, potencialmente dañable con la actividad física. De forma intermitente o continua, se instala una inhibición motora dolorosa que alerta al individuo y le protege de una amenaza imaginada de daño tisular. Cuanto mayor sea el deseo del paciente por moverse, más intenso y persistente será el dolor. El organismo y el individuo entran así en conflicto, el primero defendiendo la integridad y el segundo persiguiendo el bienestar y el cumplimiento de deseos. El hecho de que el paciente evalúe también un estado de alteración física sirve de caja de resonancia a las hipótesis cerebrales archivadas y el esquema interpretativo cerebral se ve reforzado en cada incidencia de daño.

Se va consolidando así una memoria de dolor que incluye patrones motores de evitación, cogniciones pesimistas de futuro, descalificación de la acción profesional, desesperanza, desamparo, y, en definitiva, indefensión, abriendo paso a la estructuración de un cuadro depresivo. Los analgésicos antinflamatorios producen escaso alivio y los antidepresivos son habitualmente rechazados por su connotación psiquiátrica. La conservación de la motivación para acometer tareas, con un alto índice de aceptación del sufrimiento y la ayuda psicológica y de fisioterapia permiten sobrellevar parcialmente la situación. La evaluación cognitiva del paciente sobre el origen del proceso sigue consistiendo en la creencia de que padece una enfermedad misteriosa, poco atendida y comprendida por los profesionales.

Los patrones motores —fásicos y tónicos, posicionales e intencionales— cambian si el organismo se encuentra en un estado de evitación de daño —actual, inminente, potencial o imaginado—. Este estado se complementa con las posturas y acciones antiálgicas del individuo consciente. La memoria procedimental no sólo contiene esquemas para la ejecución de movimientos intencionales, solicitados por el individuo, sino que utiliza constantemente programas de automatismos motores asociados a evaluaciones de daño potencial. Los programas activados para la evitación de daño —p.ej. contracturas— son más costosos no sólo energéticamente sino como sobrecarga a la estructura. En realidad, son acciones alostáticas que pueden cumplir una función adaptativa necesaria ante lesiones agudas, inflamatorias, pero que resultan innecesarias y nocivas a lo largo del tiempo cuando se activan por memoria neuronal. Por ello es necesario en lo posible, evitar el cultivo de evaluaciones de lesión y actitudes de evitación de dolor, promoviendo en su lugar interpretaciones de integridad física para devolver el trabajo locomotor a un modo basal, exento de apreciaciones de nocividad.

Lamentablemente, tendemos a potenciar diagnósticos que implican una anomalía orgánica —incluso genética— en situaciones cuyo motor es una evaluación errónea de los sistemas neuronales de memoria-predicción. No sólo existe hipertensión de bata blanca. Probablemente también inducimos dolor de bata blanca.

El abordaje del dolor del aparato locomotor debe asociar una restructuración de los registros evaluativos que acompañan siempre a toda acción motora. El sistema nervioso es un complejo conjunto de memorias que se aplican de forma integrada. Estas memorias son las responsables en muchas ocasiones de la degeneración y muerte apoptótica —degenerativa— de tejidos sometidos a una alostasis maladaptativa. Puede que el dolor sea una percepción básica en el inicio, mantenimiento e intensificación de los estados de carga alostática. La estructura del aparato locomotor previsiblemente se resiente al igual que las arterias se resienten por el mantenimiento de parámetros inadecuados de presión, etc.

La convicción de tener un aparato locomotor desgastado y dañado, como consecuencia de un historial cargado de estrés, y la idea de "enfermedad" misteriosa, junto a la negativa sensible a aceptar interpretaciones sobre el origen cognitivo, cultural, del padecimiento, suele suponer una barrera infranqueable para la solución de estos casos.

11 Evaluación cognitiva

Nos hemos referido constantemente al término *evaluación* en los capítulos anteriores, y quizá sea el término que mejor define la función del sistema nervioso. Todo sistema de defensa está sumido en una actividad evaluativa permanente. Esta función no se limita al procesamiento en tiempo real de datos periféricos que ingresan por las vías sensitivas y sensoriales, sino que incluye también —y lo hace especialmente— todos aquellos datos de los sistemas de memoria. El cerebro intenta extraer abstracciones, regularidades, a través del procesamiento de sus datos.

El input de retina al núcleo geniculado externo no llega al 7% del que éste recibe. Este 7% tiene una importancia fundamental y el cerebro extrae de él toda la información que puede, pero siempre lo contextualiza con los expedientes aportados sin descanso por los sistemas de memoria. La función de memoria no sólo consiste en evocar datos archivados, sino en utilizarlos para hacer predicciones fiables del futuro —"memoria de futuro" —. La predicción evita gastos costosos en análisis de señales periféricas. La mayor parte de la actividad de evaluación del entorno se apoya en esquemas cognitivos ya consolidados, automatizados.

Lo novedoso activa momentáneamente recursos de análisis y alerta. Si los estímulos son irrelevantes se produce habituación y al contrario, si los estímulos son nocivos no se genera tolerancia sino sensibilización e inducción de memoria y reorganización sináptica facilitadora. Los centros de bajo nivel —medulares y de tronco— evalúan el daño en función de la entrada de señal nociceptiva. Su reiteración origina hiperalgesia primaria y secundaria, pero al reducirse la señal a medida que avanza la reparación del daño se modula a la baja la sensibilidad de los nociceptores y del asta posterior.

Los centros de alto nivel pueden inhibir la señalización nociceptiva en contextos de exposición a riesgo físico —reacción de lucha-huida— o facilitarla, si se evalúa una hipótesis de no resolución de daño. Normalmente las respuestas de bajo nivel se disparan cuando se ha producido un daño real. Tienen poca latencia, son seguras y se adaptan a los parámetros actuales de la agresión a los tejidos. La respuesta refleja motora aleja la zona del estímulo.

La modulación de nivel superior permite tanto la facilitación como la habituación anticipada. La respuesta ya no se acopla en tiempo real a los estímulos, sino que se prepara anticipadamente si existe una evaluación que valora un estado de incertidumbre de daño.

En la depresión existe una valoración catastrofista del resultado de los esfuerzos del individuo frente a situaciones de estrés. No se asigna ninguna posibilidad de éxito a los intentos de afrontamiento. Ello no ocasiona necesariamente dolor. Este aparece cuando la evaluación cognitiva negativa se proyecta hacia el ámbito de la integridad física. En algunos casos incluso la convicción de enfermedad es el núcleo fundamental de la cognición depresiva. La hipótesis de daño genera la aparición de dolor y éste puede activar un nuevo episodio depresivo o agravar uno ya existente. En otros casos el dolor emerge aparentemente como síntoma inicial, previo a la vivencia de desánimo. Si no se neutraliza bien con los fármacos, aunque no exista una convicción de enfermedad, la mera constatación de ineficacia frente al dolor origina un esquema de búsqueda de evitación de dolor similar a los estados de adicción. La pulsión conductual hacia el consumo de analgésicos alimenta la estructura adictiva creando una situación de difícil remedio. Como hemos indicado ya, el paciente intensifica su estructura depresiva a través de un esquema de frustración por la imposibilidad de neutralizar externamente el dolor. Este esquema se corresponde con los modelos de indefensión de la depresión. En este caso no existiría un componente externo, experimental, de estrés inevitable, sino una actividad anómala circular del sistema de recompensa junto a una evaluación pasiva del afrontamiento del dolor. Por lo general, estos pacientes no quieren explicaciones sino "soluciones".

No tiene mucho sentido establecer si la secuencia se ha iniciado por el dolor o por una depresión previa, larvada. Deben analizarse depresión y dolor conjuntamente y por separado. En toda percepción existe una interpretación, más o menos consciente. La afirmación por parte del paciente de que no hay ninguna ya es por sí misma una interpretación, ya que nos indica un modo de afrontamiento exclusivamente pasivo y la atribución al profesional de una falta de capacidad resolutiva. La cognición depresiva incluye de ordinario una escasa motivación hacia los afrontamientos activos. La inhibición motora generadora de un estado de hiperalgesia se acompaña de pereza cognitiva, de falta de atención a las explicaciones sobre mecanismos.

Si, al contrario, el paciente exige explicaciones físicas sobre el origen del dolor y acepta un origen cognitivo erróneo de "su cerebro", puede abrirse el camino hacia enfoques de reelaboración cognitiva complementarios a los fármacos, consiguiéndose resultados aceptables. Debe tenerse especial cuidado en precisar que el dolor nunca es una construcción del individuo sino de su cerebro. Esta matización puede resultar algo complicada de aceptar o comprender. El ejemplo del sistema inmune y la alergia ayuda. El dolor no asociado a daño tisular tiene una cualidad estrictamente física para el paciente. Su intensidad y persistencia potencian una evaluación de anormalidad física y cualquier explicación que sugiera un origen cerebral, cognitivo, puede ser interpretada erróneamente como una sugerencia de que el dolor es psicológico, imaginario. Debe distinguirse entre imaginación voluntaria, consciente, e imaginación inconsciente —cerebral—. Toda la percepción está imbuida de construcción imaginativa —memoria-predicción—. El dolor no asociado a daño tisular actual o inminente es un producto de la imaginación cerebral, de una hipótesis de daño, al igual que los estornudos producidos por la presencia de polen en el aire son el producto de la "imaginación" del sistema inmune, de sus hipótesis de amenaza de daño.

Una vez que hemos conseguido que el paciente entienda que el dolor tiene un origen físico pero cognitivo —daño imaginado— podremos intentar una reelaboración cognitiva relativa a su integridad física. Es fundamental por tanto evaluar la actitud del paciente con dolor crónico respecto a las explicaciones sobre su origen. Si este centra en exclusiva su atención en la resolución pasiva del padecimiento, es probable que no tengamos éxito terapéutico.

12 Perspectivas

Afirma Robert Sapolsky que no es posible reflexionar sobre la depresión fuera del contexto de la biología, pero que es igualmente imposible reflexionar sobre ella sólo desde la biología. Este comentario es también aplicable al dolor. Debemos movernos de modo estricto dentro del marco biológico, pero saber que existen otros componentes igualmente relevantes que precisan nuestra atención. Quizá el problema radica en lo que entendemos por biología. Para algunos, biología —al menos en el ámbito de la Medicina— es equivalente a biología molecular. Para otros, entre los que me incluyo, la cultura es un componente biológico de primer orden y, en el tema que nos ocupa, es especialmente relevante.

La neurología se ocupa de la electrónica e informática del organismo, pero tiende a centrar su interés en el continente, en su integridad, desatendiendo elementos fundamentales como el contenido, los programas, la inteligencia de las decisiones —perceptivas, motoras y cognitivas—, etc.

El avance espectacular en biología molecular y la necesidad de alcanzar terapéuticas eficaces para paliar el sufrimiento, nos lleva a mantener un enfoque reduccionista. En este libro hemos intentado abordar el problema del dolor y de la depresión desde una perspectiva general de la función de evitación de daño. La molecularidad de los procesos biológicos y, en especial, la de los procesos neuroinmunes es enormemente compleja, por la existencia de una modulación plástica, cambiante, que modifica los pesos sinápticos de forma impredecible.

El esquema lineal de: si A, entonces B, no es aplicable ni siquiera a una "simple" neurona. La serotonina señaliza catorce tipos distintos de receptores altamente interactivos. Es imposible predecir cuál es la acción final de un fármaco que modifica cuantitativamente la presencia de serotonina en la hendidura sináptica, bloqueando su recaptación. Nos limitamos a comprobar estadísticamente que su aplicación induce una mejoría. Los sistemas monoaminérgicos están además fuertemente integrados y cualquier modulación exterior de uno de ellos induce automáticamente un reajuste de los demás, por lo que cualquier previsión del efecto final es altamente especulativa.

Es probable que la modulación exterior farmacológica ejerza su acción terapéutica desbaratando un estado de conectividad que en el momento de la aplicación está generando sufrimiento. Ello permite un output diferente del sistema. Sería algo así como dar un pequeño empujón a la aguja de un disco rayado, estacionado en un pasaje de mala música. El efecto sería más poderoso al aplicar una descarga eléctrica o quizás también al aplicar una "estimulación" (¿?) magnética transcraneal.

En todos los casos la modulación exterior es global, no selectiva y se podría considerar más bien como una inyección de ruido en la red, más que una señal, pudiendo resultar ventajoso, no obstante, si el sistema estuviera construyendo percepciones no sólo maladaptativas sino incluso peligrosas.

La cognición, por el contrario, puede actuar sobre la propia señal, modificando el contenido de los flujos informativos dentro del sistema. Ello se traduce en cambios cuantitativos y cualitativos de la red de neurotransmisores y moduladores. Una cognición errónea, alarmista, desconectada de la realidad interna, induce una modulación de alerta, con activación tónica de ejes hipotalámicos y una sobrecarga alostática desprovista de función. El tono de hipercortisolismo, oportuno en inyecciones transitorias para afrontar determinadas situaciones, se vuelve ineficaz y peligroso cuando se mantiene anticipadamente activado, sostenido por una evaluación estable de adversidad.

El sistema neuroinmune de defensa es una red compleja de células inmunes y neuronas que extrae datos sobre amenaza de daño, los procesa, extrae conclusiones y organiza respuestas de preservación. Esta respuesta incluye la activación de la inflamación cuando se produce un episodio de muerte celular violenta, ya sea consumada, inminente o imaginada, y la derivación de una señal perceptiva dolorosa de alerta hacia el individuo para modular su conducta, orientándola hacia la evitación de daño, así como la desmotivación hacia la exploración motora y la interacción social característica de la *respuesta de enfermedad*.

Gran parte de las incidencias de dolor, inflamación y/o desánimo corresponden a errores y excesos de activación del componente adquirido del sistema neuroinmune nociceptivo. Estos errores no se producen exclusivamente por una deficiencia genética en la expresión de los señalizadores y receptores implicados, sino por condiciones de interacción gen-entorno que facilitan un aprendizaje incorrecto, con resultado de un estado disfuncional defensivo que genera encendidos innecesarios tanto de la reacción inflamatoria, como del dolor o la vivencia depresiva.

El organismo reacciona de una forma integrada a la amenaza de daño, real o imaginada. Y así, aunque el inductor alostático sea una situación psicológica adversa, se promueven también cambios físicos globales cuya función es la de adaptar anticipadamente la capacidad defensiva frente a un evento potencialmente lesivo. Muchos de los cambios, de hecho, no suponen ninguna ventaja evolutiva. La activación inoportuna del eje simpáticoadrenal por evaluación errónea de amenaza, por ejemplo, en el curso de una tranquila conversación en una cafetería, con la aparición del habitual cortejo de taquicardia, sudoración, hiperventilación y derivación de sangre al territorio muscular, puede hacer que el individuo pierda la conciencia por no salir huyendo ni enfrentarse físicamente a una agresión inexistente. La respuesta adrenérgica de lucha-huida no está justificada en un contexto en el que el sujeto tiene el propósito de estar quieto charlando con unos amigos.

Los encendidos erróneos defensivos anticipados son frecuentes en nuestra especie. El cerebro construye constantemente hipótesis de posibles estados adversos —

físicos y psicosociales— y adapta los parámetros de funcionamiento del organismo, las percepciones y las conductas motoras a contextos hipotéticos, no actuales.

El vértigo, otro ejemplo, es una hipótesis cerebral errónea de que el mundo se mueve. El error se promueve en ocasiones por una señal anómala, lesional, en los sensores de oído interno o en los centros vestibulares de integración de señal, pero es más frecuente que se origine por una previsión errónea de universo móvil.

La depresión, el dolor, la inflamación y otras muchas acciones defensivas anticipadas del organismo proceden de un mecanismo común de evaluación errónea de los sistemas de memoria-predicción respecto a posibles contextos adversos. El sistema inmune despliega preventivamente la respuesta inflamatoria y el cerebro genera percepciones de cualidad variable para forzar al individuo a una conducta de preservación. En el síndrome de colon irritable el cerebro intestinal ejecuta las órdenes del cerebro endocraneal, construidas con hipótesis de amenaza por agentes ingeridos. El prurito idiopático persistente es la consecuencia de una acción defensiva anticipada frente a evaluación de amenaza cutánea por tóxicos químicos o parásitos, ambos inexistentes.

En conjunto todas estas situaciones corresponden a una disfunción evaluativa de los estados de amenaza. El estrés o alostasis ya no está definido por las condiciones objetivas del entorno o el interior sino por la forma en que éstas se evalúan.

Las respuestas de organismo, adaptativas en contextos reales de amenaza, se convierten en estados de malestar y disfunción que no sólo perturban al individuo, sino que pueden acabar generando alteración estructural por el mantenimiento de condiciones alostáticas que sobrecargan innecesariamente el organismo.

No sorprende que depresión y dolor evolucionen juntos. Ambos son recursos perceptivos de defensa y promueven el mismo objetivo: inhibir el movimiento y la interacción social para preservar físicamente al individuo. El dualismo existe en nuestra cultura, pero no en biología.

Cada individuo se construye narrativamente englobando todo aquello que sucede o que teme que suceda. Hay períodos críticos, más sensibles a la adversidad, que pueden marcar la idea que cada organismo forja sobre sí mismo y sobre la agresividad o las carencias del entorno. El genotipo influye, pero no construye por sí solo ningún estado perceptivo concreto; se limita a promover de forma variable conductas de búsqueda de novedad o de evitación de daño.

El enorme desarrollo de nuestra cultura, con la cobertura socializada de bienes básicos y el acceso fácil a moduladores perceptivos —terapias— hace que el organismo promueva conductas asequibles, poco costosas, de neutralización de la percepción de malestar a través del consumo de alimentos, líquidos, fármacos y drogas. Nuestra conducta se orienta hacia la neutralización de la percepción de malestar en lugar de corregir los errores de aprendizaje o de catalogación. Frente al vértigo nos quedamos quietos y tomamos un sedante vestibular; aplicamos inmediatamente una bolsa de hielo a una lesión reciente; abrimos el frigorífico ante cualquier sugerencia de hambre o encendemos un cigarro para calmar la presión de nuestro sistema de recompensa, empeñado en que fumemos.

La percepción es un indicador global del estado de evaluación del organismo. Es un expediente integrado que trata de dirigir nuestra conducta. Nuestra capacidad para modular las percepciones, construidas en el circuito tálamocortical, existe, pero es limitada. Es escasa respecto a cuestiones homeostáticas primarias —no podemos estar sin respirar, ni comer sal a puñados— pero disponemos de un amplio margen para elegir si nos dejamos dirigir por la cualidad de la percepción o si la neutralizamos, cuando esta no se asocia a un estado real de amenaza.

Toda percepción contiene una cualidad —qualia—, una evaluación cognitiva y una pulsión conductual.

Podemos modular con la voluntad los tres componentes, aunque no tengamos garantizado el éxito. El componente fundamental es el interpretativo. Los otros dos son consecuencia de la interpretación. Si percibimos dolor en el cuello, somos conscientes también de que está acoplada una evaluación automática sobre integridad de nuestra columna cervical, al acordarnos de un "esguince" previo. La memoria de trabajo ha facilitado el expediente. Puede que en nuestro cuello no haya ninguna situación de daño en ese momento, y que todo sea debido a un encendido preventivo en una zona sobre la que se mantienen archivos operativos de vigilancia. Si nos dejamos llevar por la evaluación presentada por la memoria de trabajo habremos hecho un ejercicio de reforzamiento de dicha memoria. Dicho de otro modo, habremos facilitado la estructuración del dolor como estado crónico. La memoria procedimental activará sus esquemas motores de protección, contrayendo tónicamente el cuello, nosotros modificaremos los planes de trabajar en el ordenador y puede que el sistema de recompensa nos presione para que tomemos un relajante muscular o un antiinflamatorio. Es probable que si no lo hacemos, el dolor vaya a más. La evaluación final será la de reforzar todo el esquema.

La capacidad para neutralizar de inmediato las percepciones de malestar con ayuda externa es también limitada. La biología molecular nos facilita continuamente nuevas piezas moleculares de las complejas secuencias químicas que se producen intra e intercelularmente y que constituyen el soporte químico necesario para la generación del sufrimiento. Abren nuevas perspectivas en el tratamiento de la disfunción perceptiva. Se identifican polimorfismos genéticos potencialmente implicados en la vulnerabilidad hacia estados de desánimo en presencia de estresores (Caspi, 2003).

Dispondremos posiblemente de datos que permitirán individualizar por referencia genómica el analgésico o antidepresivo con mayor probabilidad de eficacia en cada paciente. Llegaremos a identificar sujetos vulnerables al estrés y quizás la ingeniería genética permita retocar el genoma para adaptarlo a las condiciones actuales del entorno. Están al caer nuevos antidepresivos que ofrecen opciones terapéuticas novedosas, al conjugar distintas acciones sobre subtipos concretos de receptores de serotonina y noradrenalina. El mejor conocimiento sobre mediadores inflamatorios puede que nos aporte también nuevas estrategias de neutralización de la percepción del dolor y del desánimo.

La estimulación magnética transcraneal, los tratamientos antiglucocorticoideos, la corrección del hipotiroidismo subclínico, los leves apoyos dopaminérgicos, la provisión continua de inhibidores de la recaptación de serotonina para evitar la caída de la neurogénesis hipocampal, el ejercicio, la interacción social facilitada, todo ello puede suponer un avance en la prevención y corrección de la depresión.

Robert Sapolsky, después de hacer sus afirmaciones sobre depresión y biología, comentadas al inicio del capítulo, concluye que, a pesar de la excelente investigación desarrollada en estos tiempos, seguimos siendo incapaces de tratar adecuadamente a gran parte de los pacientes. También en esta ocasión el comentario se puede hacer extensible al dolor.

Las publicaciones sobre nuevas perspectivas en el tratamiento del dolor y el desánimo se multiplican y resulta prácticamente imposible mantenerse al día o siquiera familiarizarse con la sopa de siglas de las distintas moléculas potencialmente implicadas. Todo hace pensar en un momento de especial auge de la investigación en el ámbito de la neurociencia. Sin embargo, las cifras de prevalencia tanto del dolor como de la depresión no sólo no descienden, sino que van en aumento. Los estudios epidemiológicos arrojan resultados dispares, pero se puede estimar que al menos un 17,1% de la población reconoce padecer una condición de dolor crónico; un 16,5 % sufre al menos un síntoma clave depresivo y un 4% padece depresión mayor. En este caso la prevalencia de dolor crónico asciende al 43,4% de los pacientes (Ohayon, 2003).

Todos los estudios resaltan la estrecha interacción entre depresión y dolor, pero escasean las sugerencias sobre mecanismos que expliquen esta coevolución. En general, los intentos de explicar esta interdependencia consisten en analizar posibles mecanismos —moléculas— compartidos, como el de los mediadores proinflamatorios de la *respuesta de enfermedad* y su participación en la facilitación de señal y tráfico de señal nociceptiva o el papel potencial de las neurotrofinas —especialmente el factor neurotrófico derivado del cerebro (BDNF)— en la potenciación a largo plazo en el asta posterior (Guo W, 2006), además del ya conocido papel de la serotonina y de la noradrenalina en la depresión y en la vía descendente antinociceptiva.

En este libro nos han interesado más los propósitos que los mecanismos compartidos, la participación en una función común que no es otra que la de la evitación de daño. Esta unidad de propósito se aplica también a la sugerencia de unificar los sistemas nervioso e inmune en la misma función de protección.

Un elemento fundamental para explicar la evolución conjunta del dolor y la depresión es el de la motilidad.

Tal como hemos comentado, la percepción es una acción preparada, sugerida, dispuesta a ser ejecutada. Hay percepciones que presionan a una conducta motora activa, pero las que nos interesan son las conductas de inhibición motora. El dolor y el cansancio son dos percepciones que desmotivan el movimiento El organismo las promueve para mantener al individuo quieto, protegido. Desde el punto de vista biológico, adaptativo, sólo tiene sentido cuando existe una zona dañada que requiere reposo para su reposición o cuando el entorno contiene demasiados peligros o carencias.

No todas las depresiones se acompañan de dolor u otros síntomas físicos. Cuando aparecen, ello indica que en la evaluación sobre organismo se dan interpretaciones de daño, de vulnerabilidad física. La convicción de incapacidad y minusvalía física forma parte de la cognición catastrofista de la depresión asociada a dolor. La falta de motivación para la acción puede estar potenciada por una idea de estructura física alterada. La aparición de dolor y la interpretación de enfermedad asociada, reactiva los patrones evaluativos de pesimismo e indefensión, construyendo una memoria de futuro impregnada de desesperanza.

Las explicaciones de los profesionales sobre la artrosis, la osteoporosis, los "desgastes" y pinzamientos estructuran aun más la convicción de indefensión. Los fármacos, si no se corrigen estas cogniciones negativas, no acostumbran a ser demasiado eficaces en estos casos y se cierra así el círculo del sufrimiento crónico.

El objetivo terapéutico debe ser el de recuperar la actividad física, pero el dolor y la astenia intensa lo hacen difícil. Previamente debe intentarse una restructuración cognitiva sobre el estado físico. Debe explicarse al paciente el origen y la función del dolor y del cansancio. No es fácil que los pacientes entiendan o acepten que el dolor se construye en el cerebro. Tienden a malinterpretar las explicaciones. Por ello deben utilizarse metáforas y ejemplos que les permitan entender claramente los conceptos. La analogía con el sistema inmune ayuda en esta tarea.

La pedagogía sobre organismo es un aspecto fundamental de la labor de los profesionales sanitarios. Cuando se exponen los conceptos básicos sobre dolor y cerebro los pacientes muestran un cierto desconcierto ya que lo que oyen les resulta sorprendente y novedoso. El cerebro tiene una aureola de órgano desconocido y misterioso sobre el que apenas sabemos algo. Los pacientes identifican además cerebro con "psicológico" y recelan.

El conocimiento actual sobre cerebro no es ni mayor ni menor que el que tenemos sobre cualquier otra zona del organismo. Una "simple" célula sigue conteniendo muchos misterios sin resolver. Disponemos de suficiente conocimiento sobre neuronas, receptores, neurotransmisores, circuitos, módulos funcionales, memorias y otros elementos como para incluir al cerebro en las reflexiones sobre origen del dolor.

Los pacientes se sorprenden de lo que oyen, pero asienten cuando se expone el problema del sistema inmune adquirido y las alergias o los rechazos de trasplantes o cuando se les hace ver que el organismo contiene una compleja estructura informática conectada a una red cultural informativa que participa en la generación de programas de alerta y vigilancia potencialmente disfuncionales.

El dolor y la depresión no son procesos en sí mismos, sino percepciones que informan de un estado evaluativo construido históricamente sobre organismo y entorno. Si nos limitamos a neutralizarlos y desatendemos los componentes generadores que los mantienen y dinamizan seguiremos sin mejorar los resultados de las estadísticas.

Un enfoque dirigido a descubrir los componentes anómalos o carenciales responsables de la disfunción por aprendizaje podría resultar útil. No se trata de volver a los tiempos de la sabana. Formamos parte de una cultura que nos permite una buena expectativa de supervivencia, pero no parece que nos garantice una buena modulación de la percepción de salud.

La incertidumbre de daño interno promueve fácilmente una modulación a la baja de los umbrales de dolor, y la estructura jerárquica y el tejido social de nuestra civilización promueven también con facilidad el desánimo y la indefensión subjetiva, así como la búsqueda de moduladores externos de la percepción de malestar de acción rápida (Sapolsky, 2005).

Los profesionales sanitarios no podemos cambiar la sociedad, pero sí debemos actualizar nuestros modelos de organismo, incorporando al sistema neuroinmune adquirido en las explicaciones sobre génesis de dolor y, en menor medida, de depresión. Catalogar la depresión y el dolor crónico como "enfermedades" dignifica el sufrimiento de los pacientes, pero cierra las puertas a la solución. Al referirlas a un problema de aprendizaje no hacemos sino situarlos en su ámbito correcto y permitimos una posibilidad de modificación, ya que la memoria neuronal admite siempre cambios.

Las terapias cognitivas suponen en estos casos algo más que un complemento secundario al tratamiento farmacológico. Los analgésicos, antidepresivos y antiepilépticos, así como la estimulación magnética o el electroshock inducen una nueva modulación, un nuevo estado funcional de conectividad que tiene muchas probabilidades de mejorar la situación previa, pero los fármacos no normalizan una alteración, sino que le quitan peso sináptico. No recomponen un estado fisiológico, sino que desbaratan uno patológico. Debe aprovecharse la oportunidad que brinda la acción terapéutica farmacológica —o de otro tipo— para reconstruir un sistema de memoria-predicción que evalúe al organismo de tal manera que se reduzcan los encendidos perceptivos de alerta en ausencia de condiciones objetivas de adversidad.

Los estudios de neuroimagen sobre placebo, empatía, imaginación e hipnosis confirman el peso de las cogniciones y afectos en la construcción del dolor. Los trabajos sobre copia eferente y percepción de esfuerzo aportan un nuevo elemento de reflexión sobre la génesis del dolor y cansancio en estados de incertidumbre de daño del aparato locomotor. El movimiento no autorizado, por daño actual o por expectativa de dolor y/o incertidumbre de daño elimina el filtro atencional basal de la copia eferente y amplifica la percepción de penosidad.

La cefalea sigue siendo una de las localizaciones más frecuentes del dolor no asociado a daño tisular. La ausencia de trabajo articular y muscular en la cabeza hace que las hipótesis sobre origen del dolor recaigan sobre componentes no mecánicos. El estrés psicológico, los excesos, la falta de descanso nocturno, la sobreestimulación sensorial y el bajo estado de ánimo son los moduladores más comúnmente implicados en su aparición. Ninguno de ellos contiene la capacidad de ocasionar muerte celular violenta externa ni interna por lo que la relación entre los factores citados y la cefalea se produce por catalogación errónea del sistema neuroinmune adquirido. Considerado el cerebro erróneamente como un santuario inmunológico, sigue siendo un lugar especialmente protegido frente a agentes nocivos —gérmenes, energías mecánicas, químicas y térmicas excesivas— por lo que debería ser el lugar del organismo con una menor incidencia de dolor, si nos atenemos a motivos biológicos. Al tratarse de un lugar en el que asientan los sentidos y que nos proporciona una vivencia fuerte de residencia de la mente, se ha convertido en un blanco fácil de la aparición de dolor por exceso de vigilancia. No existe ningún equipamiento local especial de sensores de daño ni reactividad específica sensible frente a variaciones energéticas inofensivas. Su vulnerabilidad al dolor es previsiblemente cognitiva, cultural.

Queda sin explicar la prevalencia más alta de dolor y depresión en la población femenina. Es un tema complejo en el que intervienen factores biológicos, constitutivos, consistentes en una modulación conductual genética más proclive a la vigilancia y evitación de daño que a la búsqueda de novedad, con un umbral al dolor posiblemente más bajo, una variación cíclica hormonodependiente de la modulación nociceptiva y una menor promoción de actividad motora exploratoria por la función de crianza. Ninguno de los factores citados explica la aparición de dolor en ausencia de daño tisular. Se limitan a producir una modulación femenina de la percepción dolorosa en situaciones de daño tisular. Una mujer en período de ovulación, con niveles altos de estrógenos, tiene un umbral más alto al dolor ya que el sistema de opiáceos endógenos está potenciado, preparado para permitir la respuesta de lucha o huida en un contexto conductual de mayor riesgo —búsqueda de pareja—. Ello quiere decir que, si se produce un incidente de daño tisular, dolerá menos que si se encuentra en una fase del período con niveles bajos de estrógenos, pero lo que produce el dolor es el foco de daño y lo que lo alivia es la incitación a la actividad de búsqueda de varón.

La biología femenina está seleccionada para entornos complicados y para funciones de crianza. La sociedad moderna ha cambiado los roles y objetivos de la mujer a la vez que ha incorporado una cultura sobre organismo femenino que potencia elementos cognitivos facilitadores de los estados de vigilancia sobre evitación de daño. La interacción entre factores biológicos y culturales es compleja, pero el dolor no debe ser explicado por simples variaciones hormonales. Estas variaciones no producen daño celular violento ni producen moléculas proinflamatorias, por lo que el dolor que aparece cíclicamente con la menstruación corresponde al dolor erróneamente activado por el cerebro para defender zonas variables, hipotéticamente amenazadas.

Es especialmente dramática la situación de sufrimiento contenida en la llamada "fibromialgia", catalogada como enfermedad misteriosa y a la que ya hemos hecho referencia. Sorprende la falta de pronunciamiento de los neurólogos sobre el padecimiento.

En definitiva, creemos que el dolor, como cualquier otra percepción, es una construcción compleja neuronal y como tal debería suscitar la atención e interés de los neurólogos, no solamente cuando afecta a la cabeza o está mediado por una lesión o disfunción neuronal previa —dolor neuropático— sino en todas las ocasiones en las que aparece, independientemente de su localización. El interés por el dolor no debe limitarse a la actualización de nuevos fármacos, sino que debería también promover el estudio de su origen desde un punto de vista neurofisiológico integral, central y periférico, al igual que los neurofisiólogos de la visión se han interesado en la construcción integrada, periférica y central, de la percepción visual.

La aparición de síntomas a los que no se encuentra una explicación física no debe seguir alimentando explicaciones sobre causas "psicológicas". Creemos que el enfoque correcto es el de atribuirlos a errores del sistema de vigilancia neuroinmune, en este caso, al componente neuronal adquirido. El aprendizaje sobre estados potencialmente nocivos desde la perspectiva de la sociedad actual, —donde reina la inflación informativa sobre enfermedad— facilita la construcción de hipótesis de daño por cuenta de un circuito tálamocortical destinado genéticamente a extraer información del entorno y aplicarla a las conductas de preservación. Dolor y depresión son percepciones que surgen de las evaluaciones históricamente acumuladas por el organismo.

Las neuronas sobreviven en un ecosistema sometido a duras competiciones por hacerse con la participación en los circuitos operativos. El equilibrio entre la excitación, la potenciación a largo plazo, la excitotoxicidad y la inducción apoptótica es complicado e inestable. Los estados de alostasis con sobreencendido de ejes hipotalámicos y modulaciones no adaptativas del sistema inmune, así como la inhibición motora y cognitiva propias de la depresión, crean condiciones potenciales para la inducción de degeneración neuronal. Es un ámbito de investigación complejo e incipiente pero que nos obliga a buscar condiciones favorecedoras de entorno neuronal saludable. Previsiblemente pasan por mantener una actividad física y cognitiva dirigida a objetivos alcanzables, con una dosis razonable de esfuerzo en un entorno con mayor biodiversidad y menos predecible y amparado.

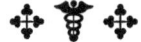

Este libro es la punta del iceberg. Si quieres saber más sobre nosotros, hay varias formas: Arturo mantiene un blog desde el año 2009 (arturogoicoechea.com).

Además, hemos creado GoiGroup, un rinconcito para pacientes y profesionales con herramientas para abordar y afrontar el dolor, y donde te animamos a que trastees (goigroup.org): encontrarás cursos, webinarios, afrontamientos, testimonios de padecientes y profesionales y mucho más.

Bibliografía

1. Blalock J E. *The immune system as the sixth sense.* J. Intern Med (*2005*); 257 (2), 126- 138.

2. Caspi A, Sudgen K, Moffit T, Taylor A, Craig I, Harrington H et als. *Influence of life stress on depression: moderation by a polymorphism in the 5-HTT gene.* Science (2003);301, 386-89.

3. Ernst C, Olson A, Pinel J, Lam R, Christie B. *Antidepressant effects of exercise: Evidence for an adult-neurogénesis hypothesis?* J. Psychiatry Neurosci (2006); 31(2) 84-92.

4. Frith C. *The self in action: lessons from delusions of control.* Conscious cogn (2005);752-770

5. Guo W, Robbins M, Wei F, Zou S, Dubner R Ren K. *Supraspinal Brain-Derived Neurotrophic Factor*

Signalling: A novel Mechanism for Descending Pain Facilitation J Neurosci (2006) 26 (1): 126-137

6. Keller M C, Nesse R. *Is low mood an adaptation? Evidence for subtypes with syntoms that match precipitants.* J affective disord (2005); 86 (1), 27-35.

7. MacEwen B S. (1998); *Protective and damaging effects of stress mediators.* New Engl. J Med. 338:171-179.

8. McEwen B S. *Glucocorticoids, depression, and mood disorders: structural remodelling in the brain.* Metabolism (2005); 54 (5), sup 1,20-23.

9. Nesse R. *Psychoactive drug use in evolutionary perspective.* Science (1997); 278 (3) 63-66.

10. Ohayon M M., Schatzberg A. *Using chronic pain to predict depressive morbidity in the general population.* Arch Gen Psychiatry (2003);60 (1), Enero, 39-47.

11. Sapolsky R. *The influence of social hierarchy on primate health.* Science. (2005); 308 (5722), 648-652.

12. Sapolsky R. *Is impaired neurogenesis relevant to the affective symptoms of depression?* Biol. Psychiatry (2004); 56 (3), 137-139.

13. Sheline Y. *Neuroimaging studies of mood disorder effects on the brain.* Biol. Psychiatry (2003); 54:338-352.

14. Tracey K J. *The inflammatory reflex.* Nature (2002); 420 (6917),853-859.

15. Watkins L R, Maier S F. *Immune regulation of central nervous system functions: from sickness responses to pathological pain.* J Intern Med 2005; 257 (2), 139-155.

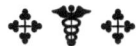

www.ingramcontent.com/pod-product-compliance
Lightning Source LLC
Chambersburg PA
CBHW070651220526
45466CB00001B/398